如何让孩子远离亚健康

RUHE RANGHAIZI YUANLI YAJIANKANG

U0811200

吕宜昌 编著

中国出版集团
现代出版社

图书在版编目（CIP）数据

如何让孩子远离亚健康 / 吕宜昌编著 . — 北京：陕西师范大学出版社　现代出版社，2011. 9（2025 年 1 月重印）

ISBN 978 – 7 – 5143 – 0276 – 9

Ⅰ. ①如… Ⅱ. ①吕… Ⅲ. ①青少年 – 保健 – 基本知识 Ⅳ. ① R161. 5

中国版本图书馆 CIP 数据核字（2011）第 146976 号

如何让孩子远离亚健康

编　　著	吕宜昌
责任编辑	张　璐
出版发行	现代出版社
地　　址	北京市安定门外安华里 504 号
邮政编码	100011
电　　话	010 – 64267325　010 – 64245264（兼传真）
网　　址	www. 1980xd. com
电子信箱	xiandai@ vip. sina. com
印　　刷	三河市人民印务有限公司
开　　本	710mm × 1000mm　1/16
印　　张	13
版　　次	2017 年 6 月第 1 版　2025 年 1 月第 9 次印刷
书　　号	ISBN 978 – 7 – 5143 – 0276 – 9
定　　价	49. 80 元

版权所有，翻印必究；未经许可，不得转载

·序 言·

亚健康袭向青少年

健康焦点

所谓亚健康是指处于健康和疾病之间的一种身心状态，亚健康状态指无器质性病变的一些功能性改变，又称“第三状态”或“灰色状态”，因其主诉症状多种多样，又不固定，也被称为“不定陈述综合征”。它是人体处于健康和疾病之间的过渡阶段，在身体上、心理上没有疾病表现，但主观上却有许多不适的症状和心理体验。

在青少年中，其主要特征主要表现在几方面：

——身体成长上的亚健康。学生营养过剩和营养失衡同时存在，体质较弱，一些身体器官超前使用，如眼睛超负荷使用致使近视率高，脊柱发育偏向畸形等。

——心理素质亚健康。来自家庭、学校、同学的压力，使青少年形成单一的责任心理，认为学习好就行了，其他的都不用管。压力之下引发的逆反心理、厌学心理等，都影响着青少年的心理健康。

——情感亚健康。青少年本应关心社会，对生活充满热情，但实际上他们对很多事情都很冷漠，变成单面、冷面的人。

——思想亚健康。青少年思想表面化，脆弱，不坚定，容易受到外界影响并改变自己。

——行为亚健康。表现为行为上的程式化，几点起床、吃饭、做功课形成定式，时间长了容易产生行为上的偏激。

特别提示

根据一项对全国22个省市青少年心理健康的调查显示，我国有3 000万青少年处于心理亚健康状态。

调查显示：我国约有13%的青少年存在明显的心理和行为问题。其中，中小学生的心理和行为障碍患病率为21.6%~32%；大学生心理和行为障碍率占16%~25.4%，并且近年来有上升趋势。

青少年之所以出现亚健康状态，最主要的原因是因为青少年身心都处在发育过程中，在这一过程中，他们的心理常常比较脆弱，有时情感波动比较大，理智的控制能力比较差。

青少年心理亚健康状态主要表现在自我认知不够科学，心理和行为上存在或潜伏着较大偏差等方面。针对这一情况，学校和家长应采用心理辅导的方式，了解青少年心理出现问题的根源，而不是对他们进行打骂。此外，青少年本身也应该主动争取老师、家长的辅导和帮助，促进自身发展，提高心理健康水平。

互动平台

下列24个症状皆是亚健康的表现，对照一下你自己的情况：

浑身无力；容易疲倦；头脑不清爽；思想涣散；头痛；面部疼痛；眼睛疲劳；视力下降；鼻塞眩晕；起立时眼前发黑；耳鸣；咽喉有异物感；胃闷不适；颈肩僵硬；早晨起床有不快感；睡眠不良；手足发凉；手掌发黏；便秘；心悸气短；手足麻木感；容易晕车；坐立不安；心烦意乱。

编　者

目录

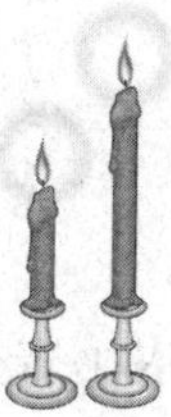

饮食与健康篇

做营养均衡的好孩子

运动与健康篇

做健壮健美的好孩子

心理与健康篇

做个性健全、气质超群的好孩子

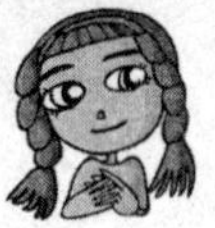

青春期与健康篇

以正确的心态和行为走

过一生中最美妙的时光

饮食与健康篇

做营养均衡的好孩子

营养是指从摄取的食物中获得的对身体有益的成分。对于正处于身体生长发育时期的青少年而言，获得合理的营养尤为重要。没有生命当然谈不上什么营养，但离开了营养，生命也无法存在。当我们说起万物生长靠太阳时，千万不要忘记，孩子成长离不开营养。

1
LESSON

合理营养　均衡饮食

健康焦点

膳食构成合理与否，直接关系到青少年成长发育的好坏、体质的强弱，乃至寿命的长短。世界上任何一种食物都不可能满足人体所需要的全部营养，要使膳食构成合理化，就需要科学搭配，充分利用各种食物的营养互补作用。青少年学习紧张，活动量大，尤其处于生长高峰期，每日所需的营养素和能量消耗比发育前要增加 2 倍多，在这一阶段，要想身体得到充分发育，千万不可忽视合理的营养。

1. 饮食多样化。合理营养对青少年健康成长及学习有着很重要的意义。按营养学要求，青少年每日的膳食应该有主食、副食，有荤、有素，尽量做到多样化。合理的主食，是指除米饭之外，还应吃面粉制品，如面条、馒头、包子、饺子、馄饨等。根据营养学家建议，在主食中可掺食玉米、小米、荞麦、高粱米、甘薯等杂粮。早餐除吃面粉类点心外，还要坚持饮牛奶或豆浆。

2. 除每天必需的各类食物，如粮食、肉、禽类、豆制品、蛋、蔬菜外，青少年还应多吃水果和坚果类食品和海带、紫菜等海产品，香菇、木耳等菌藻类食物。青少年需要钙较多，应多吃些虾皮、糖醋排骨、油

煎小鱼 (鱼骨可食)、骨头汤等，通过饮食来补充青少年“日长夜大”的骨骼所需。

3. 安排好一日三餐。所谓合理营养，是应该符合生理功能和实际需要的，如早餐要选择热能高的食物，以足够的热能保证上午的活动。有些发达国家很注重早餐，不仅有牛奶、橘汁，还有煎蛋、果酱、面包和肉类食品。午餐既要补充上午的能量消耗，又要为下午消耗储备能量，因此午餐食品要有丰富的蛋白质和脂肪。至于晚餐则不宜食用过多的蛋白质和脂肪，以免引起消化不良和影响睡眠。晚餐以吃五谷类的食品和清淡的蔬菜为宜。

4. 荤素搭配。合理的粮菜混食、荤素搭配，不仅可使人体所需要的营养成分齐全，相互得到补充 (即营养的互补作用)，而且食物的多样化可促进食欲，增进机体对营养素的吸收和利用。膳食营养素的摄入量可参考中国营养学会制定推荐的“每日膳食中营养素供给量”来对照衡量。

健康误区

我国中小学生的营养状况令人担忧。我国近年营养调查表明，处于生长、发育阶段的中小学生每日摄入的热量、蛋白质、钙、锌、铁、维生素A、维生素 B_2、维生素 C、维生素 D_3 等微量营养素都明显不足，如维生素 A 和胡萝卜素，中学生摄入量不足者占 50%，钙也只有标准供给量的 42% ~ 61%，而且年龄越小供应越不足。

由于我国膳食中铁的吸收利用率低，0—20 岁人群贫血患病率分别为 6% ~ 29%；我国 7—18 岁男女生营养不良患病率分别为 26.87% 和 38.27%，比 1985 年分别上升了 4.66 和 3.46 个百分点，因而，对学生营养素缺乏问题必须引起重视。

特别提示

◎什么是营养素?

维持机体正常生长发育、新陈代谢所必需的物质，叫做营养素。目前所知，人体需要的营养素可分成六大类，即蛋白质、脂肪、碳水化合物、矿物质、维生素和水。

◎什么是合理营养？

1997年由中国营养学会提出的《中国居民膳食指南》中明确八条原则，即食物多样、谷类为主；多吃蔬菜、水果和薯类；常吃奶类、豆类或豆制品；经常吃适量鱼、禽、蛋、瘦肉；少吃肥肉和荤油；食量与体力活动要平衡；保持适当体重；吃清淡少盐的膳食。

◎青少年对热量的需求

青春期对热量的需要达到了高峰。比如一个13岁的男孩每天需要的热量为10.04兆焦（2 400千卡），女孩为9.62兆焦（2 300千卡）。这些热量相当于0.5~0.6千克的粮食、250克左右的蔬菜、25~50克的豆类及其制品，再有25克的肉、25克的蛋和25克的鱼，全部加起来所产生的热量总和。

家长视频

合理膳食的原则：荤素搭配，食物品种多样；良好的饮食习惯：一日三餐，按时进食，不偏食、挑食和暴饮暴食。

互动平台

1.中国学生营养日是每年的（　　）月（　　）日。

（答案：5月20日）

2.你的饮食存在下列现象吗？

A.食物种类单一（　　）

B.总是过饥或过饱（　　）

C.不吃早餐或吃得很少（　　）

D.不按时吃饭、挑食、偏食（　　）

2

LESSON

青少年易发的营养缺乏症

健康焦点

青春期是一个生长发育的特殊时期，对营养的需要量骤增而且相当敏感，如果供给不足或不合理，将很容易导致各种营养缺乏症。几种严重的营养缺乏症是：

1. 维生素 A 缺乏症。这种病往往首先影响人的双眼，出现眼睛发干，在夜间或在光线昏暗处看不清东西等眼部症状，这就是人们通称的“夜盲症”。病情继续发展，严重者甚至可能导致完全失明。另外，维生素 A 缺乏可使人体表面的皮肤过度角化,变得粗糙干燥；还可使呼吸道的抵抗力减退，容易遭受外来细菌病毒的侵袭，造成全身的感染。

2. 维生素 B_2 缺乏症。维生素 B_2 对生长发育起促进的作用。当维生素 B_2 缺乏时，不单会出现口角炎，还可能患唇炎、舌炎、脂溢性皮炎等。男性青少年在维生素 B_2 缺乏时，阴囊的侧壁容易出现皮疹、红斑，发生阴囊皮炎。维生素 B_2 还可以影响到眼睛，长期摄入量不足，眼睛会有畏光感，眼皮出现红肿等等。

3. 碘缺乏症。碘对人的生长、智力和身体发育以及一生的健康起着深远的影响。碘严重缺乏，不仅会引起身材矮小，而且会导致智力低下。同时，碘缺乏还会引起甲状腺肿大，俗称“大脖子病”。

4. 青春期缺铁性贫血。发生贫血的人皮肤黏膜苍白，全身乏力，无精打采，食欲不振，还影响人的智力，如注意力涣散、健忘或记忆力下降甚至丧失等。

5. 锌缺乏症。正在生长发育的青少年如果缺锌将会危害其体态、性腺等正常发育和成熟。

健康误区

盲目补充维生素。维生素对人体健康有益，但如果补充过量，会因为排泄不全，在体内蓄积而引起中毒。例如，维生素过量，其慢性中毒症状表现为情绪变化、头痛、皮肤干燥脱屑、红斑样皮炎、毛发脱落、牙龈炎、口腔炎及淋巴结肿大等；急性中毒则表现为嗜睡、呆滞、烦躁、严重头痛、呕吐、视乳头水肿及全身皮肤脱屑等。又如，维生素过量中毒，可出现肌无力、衰弱、乏力、头痛、恶心、呕吐、腹泻及肾功能损害、肾石病等诸多症状。由此可见，维生素的补充绝不是多多益善，盲目滥用的危害极大。

特别提示

◎青春期应补充哪些营养？

青春期正处于生长发育的旺盛时期，对各种营养的需求量远远高于成人，因此营养问题显得更为重要。

营养素的功能在于构成躯体，修补组织，供给热量，补充消耗，调节生理功能。青春期应补充的营养素有：

1. **碳水化合物**。青春期所需要热量较成人多25%~50%。这是因为青少年活动量大，基本需要量多，而且生长发育又需要许多额外的营养，热量主要来自碳水化合物，亦即谷类食物，所以青少年必须保证足够的饭量。

2. **蛋白质**。蛋白质是生长发育的基础，身体细胞大量增殖，其构成均以蛋白质为原料。生长发育期的儿童和青少年对蛋白质的需要量是每日每千克体重2~4克。人体的蛋白质主要由食物供给，蛋类、牛奶、瘦肉、大豆、玉米等食物均含有丰富的蛋白质，混合食用，可以使各类食物蛋白质互相补充，营养得到合理利用。

3. **维生素**。在生长发育中，维生素是必不可少的。它不仅可以预防某些疾病，还可以提高机体免疫力。人体所需要的维生素大部分来自蔬菜和水果。芹菜、豆类等蔬菜含有大量B族维生素；山楂、鲜枣、西红柿含有大量维生素C。

4. 矿物质。矿物质是人体生理活动必不可少的，尤其是青少年，对矿物质的需要量极大。钙、磷参与骨骼和神经细胞的形成，如钙摄入不足或钙磷比例不适当，必然会导致骨骼发育不全。奶类、豆制品含有丰富的钙。青少年对铁的需要量高于成人，铁是组成血红蛋白的必要成分，如果膳食中缺铁，就会造成缺铁性贫血。特别是女性，每次月经要损失50~100毫升血，至少要补充15~30毫克铁。油菜、韭菜中含有丰富的铁。

5. 微量元素。微量元素虽然在体内含量极少，但在青少年的生长发育中起着极为重要的作用。特别是锌，我国规定每日膳食锌的摄入量为15毫克。含锌丰富的食物有动物肝脏、海产品。

6. 水。青少年活泼好动，需水量高于成年人，每日摄入2 500毫升水才能满足人体代谢的需要。水的摄入量不足，会影响机体代谢及体内有害物质及废物的排出。如果运动量大，出汗过多，还要增加饮水量。这里讲的水的摄入量不是指喝进去的水量，而是指喝入的水量加上吃进的食物中含水量的总和。

家长视频

碳水化合物、蛋白质、维生素、矿物质、微量元素和水是青春期必须补充的营养。

互动平台

维生素缺乏自测

缺乏维生素A：眼睛怕光，易疲劳，易脱发，易患结膜炎，角膜炎

缺乏维生素B_1：消化功能紊乱，缺乏耐力，皮肤粗糙，手脚麻木

缺乏维生素B_2：失眠、口臭，无原因头痛，精神倦怠

缺乏维生素B_6：肌肉痉挛，外伤不易愈合

缺乏维生素B_{12}：食欲不振，记忆力不佳，呼吸不均匀，精神不集中

缺乏维生素E：四肢无力，易出汗，皮肤干燥，头发分叉，精神紧张

3
LESSON

中小学生需要的五类食品

健康焦点

小学生每天应吃的食物：

第一类：米饭、馒头、面条、玉米、红薯共 375 克，主要提供碳水化合物、蛋白质和 B 族维生素。

第二类：肉 75 克、鱼虾类 25 克、蛋 25 克、奶及奶制品 200 克，主要提供蛋白质、脂肪、矿物质、维生素 A 和 B 族维生素。

第三类：大豆及其制品 75 克，主要提供蛋白质、脂肪、矿物质、膳食纤维和 B 族维生素。

第四类：水果 75 克、蔬菜 250 克，主要提供膳食纤维、矿物质、维生素 C 、胡萝卜素。

第五类：食用油 15 克、食糖 10 克，提供热能。

中学生每天应吃的食物：

第一类：馒头、面条、玉米、红薯共 500 克，主要提供碳水化合物、蛋白质和 B 族维生素。

第二类：肉 100 克、鱼虾类 200 克、蛋 50 克、奶及奶制品 200 克，主要提供蛋白质、脂肪、矿物质、维生素 A 和 B 族维生素。

第三类：大豆及其制品 150 克，主要提供蛋白质、脂肪、矿物质、膳食纤维和 B 族维生素。

第四类：水果 100 克、蔬菜 300 克，主要提供膳食纤维、维生素 C 和胡萝卜素。

第五类：食用油 15 克、食糖 10 克，提供热能。

特别提示

多吃谷类，供给充足的能量；

保证鱼、肉、蛋、奶、豆类和蔬菜的摄入；

多参加体育活动，避免盲目节食。

家长视频

孩子挑食、偏食及其纠正

通过营养调查显示，87%的小学生和 69%的中学生有特别的食物喜好，也就是人们平时说的“挑食、偏食”。常见的表现有：不爱喝奶；不爱吃蔬菜、肉类、豆制品及水果；嗜吃油炸食品、爱喝充气饮料等等。孩子挑食、偏食，会因某些营养素的摄入不足或过剩而影响身体健康。家长在帮助孩子纠正不良的饮食习惯时，要注意以下几点：

1. 不能操之过急，要有耐心；

2. 不采用强迫、哄骗或威胁的方式，防止孩子产生逆反心理；

3. 保证早、中、晚三餐及点心的正常饮食，少吃零食，孩子餐前有饥饿感就不会挑肥拣瘦；

4. 父母以身作则，带头吃多种食物，对不吃蔬菜的孩子可菜肉混食，如吃饺子、菜饭等；

5. 根据孩子的年龄进行营养教育，如在择菜或在厨房做菜时，结合当天食谱介绍食物营养，潜移默化地使孩子懂得，吃多种食物是保证身体健康的需要。

4 LESSON

青少年益智健脑有良方

健康焦点

青少年处于身体发育和学习文化知识的最佳阶段。大多数父母都希望孩子能够身体好、学习好，将来能够在社会上有所成就，这就需要强健的体魄和聪明的头脑。

1. 养成良好的生活习惯。

——吃好早餐。一直以来就有“早餐吃好，午餐吃饱，晚餐吃少”的说法，但由于早上时间最为紧张，有的孩子又赖床，就来不及吃早餐。这对大脑的损害非常大，因为不吃早餐造成人体血糖低下，对大脑的营养供应不足，而上午又是功课最多的时候，大脑需要的能量得不到供应，长期下去，会影响功课和大脑的发育。早餐中鲜牛奶最为适宜，它不仅含有优质的蛋白质，而且还含有大脑发育所必需的卵磷脂。

——保证充足的睡眠。睡眠是大脑休息和调整的阶段，睡眠不仅能保持大脑皮层细胞免于衰竭，使消耗的能量得到补充，大脑皮层的兴奋和抑制过程达到新的平衡。良好的睡眠有增进记忆力的作用，青少年每天应保证 8 小时的睡眠时间。同时要注意睡觉时不要蒙头，因为蒙头睡觉时，随着棉被内二氧化碳浓度的不断升高，氧气浓度不断下降，大脑供氧不足，长时间吸进污浊的空气，对大脑损伤极大。

——饮水充足。水是人体的最主要的组成部分，研究发现，饮水不足是大脑衰老加快的一个重要原因。青少年每天至少要饮用 8 杯水，以保证身体的需要。

——参加体育锻炼。通过锻炼不仅可以使骨骼、肌肉强壮发达，还能促进大脑和各内脏器官的发育。

——不要带病用脑。在身体欠佳或患各种急性病的时候，就应该休息。这时如仍坚持用脑学习，不仅效率低下，而且容易造成大脑的损伤。

2. 科学的营养饮食能满足脑的营养需要，最好把效能不同的营养食物搭配成平衡膳食。在营养成分和食物中，对脑的健全发育起重要作用的最佳健脑营养素和最佳健脑食物有：

——脂肪是健脑的首要物质。脂肪在发挥脑的复杂、精巧功能方面具有重要作用，给脑提供优良丰富的脂肪，可促进脑细胞发育和神经纤维髓鞘的形成，并保证它们的良好功能。最佳食物有芝麻、核桃仁、自然状态下饲养的动物及其他产品和坚果类等。

——蛋白质是智力活动的物质基础。蛋白质是控制脑细胞的兴奋与抑制过程的主要物质，在记忆、语言、思考、运动、神经传导等方面都有重要作用。最佳食物有瘦肉、鸡蛋、豆制品、鱼贝类等。鱼脑是很好的保健健脑食品。

——碳水化合物是脑活动的能量来源。碳水化合物在体内分解为葡萄糖后，即成为脑的重要能源。食物中主要的碳水化合物含量已可以基本满足机体的需要。糖质过多会使脑进入过度疲劳状态，诱发神经衰弱或抑郁症等。最佳食物有杂粮、糙米、红糖、糕点等。

——钙是保证脑持续工作的物质。钙可保持血液呈弱碱性的正常状态，防止人陷入酸性易疲劳状态。充足的钙可促进骨和牙齿的发育并抑制神经的异常兴奋。钙严重不足可导致性情暴躁、多动、抗病力下降、注意力不集中、智力发育迟缓甚至弱智。最佳食物有牛奶、海带、骨汤、小鱼类、紫菜、野菜、豆制品、虾皮、果类等。

特别提示

◎影响孩子智力发育的食品

1. 含铅食品。铅是细胞的一大“杀手”，当血铅浓度每100毫升达到

15 微克时，就会引起儿童发育迟缓和智力减退，而且年龄越小，神经受损越重。含铅食品主要有爆米花、皮蛋、罐装食品或饮料等。

2. **含铝食品**。世界卫生组织提出，人体每天摄铝量不应超过 1 毫克/千克体重。但是天天吃油条、粉丝、凉粉、油饼等就会造成铝摄入过多，从而影响脑细胞功能，导致记忆力下降，思维能力迟钝。常用铝锅、铝壶的家庭应注意。

3. **含过氧脂质的食品**。过氧脂质对人体有害，在胃肠内会破坏食物中的维生素，阻碍和干扰人体吸收蛋白质，还可促使大脑早衰或痴呆。含过氧脂质较多的食品主要有油温达 200℃以上的煎炸食品，炸过食物的油很快氧化哈喇并产生过氧脂质，长期暴露的食物里的脂肪酸哈喇也会产生过氧脂质。

4. **含食盐、糖精过多的食品**。儿童生理需盐量为 4 克/天以下，吃过咸的食物，孩子不仅会引起高血压、动脉硬化等症，还会损伤动脉血管，影响脑组织的血液供应，使脑细胞长期处于缺血、缺氧状态而导致智力迟钝、记忆力下降，甚至过早老化。糖精是以苯酐为原料加工合成，仅呈甜味，无任何营养价值，用量应限制，否则会损害脑、肝等组织。

家长视频

怎样为孩子选择益智健脑食物?根据现代营养学的研究，健脑食物具备下列三个条件：首先这些食物所含的营养物质要能通过血脑屏障，进入脑和中枢神经组织，发挥其营养保健作用；其次要有能促进记忆，并使人聪明的优质蛋白质；再次是这些食物中，具有能满足大脑对微量物质如维生素、矿物质及微量元素的广泛需求。营养学家认为，下列食物皆能益智健脑，可供选食。

——水产品：俗称脑黄金。

——牛肉和鸽肉：牛肉富含色氨酸，鸽肉含丰富的血红蛋白和软骨素，对细胞的代谢和供氧有益，因此能提高大脑功能。

——豆类：大豆、黑豆、赤豆、绿豆等。

——奶蛋类：含有丰富的蛋白质和脂肪，赖氨酸和色氨酸含量也高，且含有丰富的胆碱。

——硬壳果类：如核桃仁、开心果、腰果、小核桃、葵花籽、西瓜子等。

——某些水果：如香蕉含有较多色氨酸如五羟色氨，可提高脑功能。橘、柑、柚、柠檬等为碱性食物，可消除脑中的酸性代谢产物，消除脑细胞的疲劳，提高其功能。

5

LESSON

青少年形体发育与营养

健康焦点

人身材的高与矮，与多种因素有关。如种族、遗传、地理气候条件、生活习惯、卫生条件、营养状况及伤病和参加体育活动的多少等。这些影响因素，可以分为先天和后天两大类。研究表明，孩子身材的高矮，约60%取决于父母的遗传因素。而按科学的方法抚育孩子可使孩子的身高增长十几厘米。这说明先天不足可以后天来弥补。一般说，人到20—25岁就不再长高了，而在这段年龄之前，供给足够的营养，即各种儿童生长发育必需的营养素，可促进孩子的身高增长。具体应注意以下几方面的饮食调理：

1. 供给充足的蛋白质。蛋白质是儿童生长发育的最佳“建筑材料”，成人每天约需要蛋白质80克，儿童相对需要更高些。不仅要保证蛋白质的数量，还要讲究质量。动物性食品，如鱼、肉、蛋、奶类所含人体必需的氨基酸齐全，营养价值高，应保证供给和需要。大豆的蛋白质也很优良，也应给儿童多吃豆腐和豆类制品。注意饮食的科学搭配，如豆类、花生、蔬菜与动物性食物的搭配，可进一步提高蛋白质的营养价值，又可取长补短，增加人体对维生素和矿物质的吸收。有报道，赖氨酸和核酸与身高有密切关系，上述食物富含赖氨酸和核酸，青少年宜经常食用。

2. 供给丰富的钙质。钙是构成骨骼的重要原料。学龄前儿童每天需要钙 600 毫克，小学生需要 800 毫克，中学生需要 1200 毫克。如果食物中钙的供给不足，婴幼儿就会发生软骨病，儿童就会长不高。所以，饮食中要注意供给含钙丰富的食物，如奶类、豆类及其制品，芝麻酱、海带、虾皮、瓜子仁及绿叶菜等。添加适量钙质和鱼肝油，对增长身高也有好处。此外，提倡青少年多到户外活动，多晒太阳，因阳光中的紫外线能使皮肤中的脱氢胆固醇转化成维生素 D_3，从而有助于钙的吸收。

3. 少吃糖。糖吃多了易影响孩子的食欲。进食量减少，势必影响营养素的吸收，而且糖在体内代谢的中间产物丙酮酸和乳酸增多，需要碱性的钙来中和，钙的消耗量增加，必然影响骨骼的生长。此外，茭白、竹笋、青蒜、菠菜等含草酸多的食物，能与食物中的钙结合成不溶性的草酸钙，使食物中的钙不能被人体吸收利用。因此，应注意食用方法或少食用。

4. 吃好早餐。早餐要吃饱吃好，因为孩子如果不吃早餐，机体为了供给上课用脑及活动的能量消耗都得动用体内储备的蛋白质，这就好比釜底抽薪。长此下去，孩子就会因缺乏蛋白质而影响生长发育及身高。

特别提示

◎营养评价的身高推测体重法

该法是按照一定的身高应有相应的理想体重的原理，用实际身高值来推测标准体重。其计算方法如下：

男生：标准体重=（身高−100）×0.90

女生：标准体重=（身高−105）×0.92

当实际体重大于标准体重的 10%~20%为过重，大于标准体重 20%以上为肥胖，小于标准体重 10%~20%为瘦，小于标准体重 20%以上为严重消瘦。

如某男生身高为163厘米，体重为49千克，而按上述公式计算的标准体重如下：即：标准体重=（163−100）×0.90=56.7千克。而该男生实际体重是49千克，则低于标准体重的13.58%（56.7减去49除以56.7乘以100%），属于消瘦体型。本法不大适应于低年龄学生进行营养评价。

家长视频

为了使孩子获得长身体的充足营养，一定要让孩子吃好吃饱，食谱应注意多样化，注意食物的色、香、味、形和营养搭配，多种食物混合吃，以达到食物的互补作用，使身体获得各种必需的营养素。

互动平台

你的年龄是（　　）岁，你的体重是（　　）千克
你的身高是（　　）厘米，标准体重应是（　　）千克
你的体重与标准体重相比重（或轻）（　　）%。

6
LESSON

健美与营养

健康焦点

1. **不挑食不偏食**。几乎所有的食物都含有脂肪、蛋白质、碳水化合物、维生素和矿物质，但含量有别，因而都各尽其能地为人体提供必需的营养和热量，故营养结构学从人体健康角度考虑，要求食品多样化，以满足人体对营养的需求。

2. **不要人为地破坏食品结构**。减肥食品常常只注重某类食品的组合，单从减少食品考虑，这种做法人为地破坏了日常饮食中食物的自然组合。营养学家认为，用餐的最佳食谱是：早餐和晚餐以淀粉和糖类食品为主，午餐主要是蛋白质食品。

3. **淀粉和脂肪都不可偏废**。假如不吃淀粉类食品，摄食的肉类、奶酪、蛋在人体内部不断转化为热量，会使人体缺少蛋白质、维生素和矿物质。

4. **饮食与运动要结合**。引起肥胖的内因为遗传、内分泌等，外因是过食和缺少运动，所以饮食不能过量，还要有适量的运动，才能保证正常的体重。

5. **不要迷信图表**。数字分析和确定某食品内含热量，不可能做到百分之百精确，图表只是一个平均的数值，不可能精确地显示某些食品的内含成分。

6. **吃多少就能吸收多少的说法不正确**。人不可能做到吃下去多少就能吸收多少，脂肪只能被吸收 90%～95%，蛋白质只能被吸收 85%～92%。因此，不要认为只要掌握了每种食品内含的热量和其他营养物质，就能了解人体从这种食品中吸收了多少能量和营养物质，这是不正确的。

7. **每餐食品要合理定量**。由于熟食品和生食品的重量不同，如熟鸡重量只是生鸡的 80%。即使同类食品也不相同，如 100 克童子鸡肉能提供 1 673.6 千焦 (400 千卡) 的热量，100 克鸡肉能提供 2 301.2 千焦 (550 千卡) 的热量，故每餐食品宜根据以上情况定量。

8. **冷食有利身体矫健和苗条**。冷食为相等或低于体温的食品，对于同样的食品来说，冷食要吸收体内热量来热化与消化食物，因而有利于身材苗条。

9. **咀嚼食品有利于消化和消耗热量**。咀嚼食品能消耗一定的热量，饭菜经细嚼慢咽有利于消化。

10. **营养的组合**。从营养学角度看，蛋白质、碳水化合物和脂肪对人体同样重要，三者缺一不可，合理组合才能保持体态轻盈、动作敏捷。

特别提示

◎少女健美与饮食

少女时期正是生长发育的重要时期，身体急需各种营养物资，首先是对蛋白质需求较多，饮食上要粗细粮均食，副食上可多食用牛奶、奶制品、鸡蛋和肉类等。在少女生长发育期，钙、磷需要量也多，如摄入不足，就会影响骨骼的生长发育以致影响身体的均匀发展，从而破坏了形体的优美。因此，日常必须多食用含磷钙多的食品，如牛奶、鸡蛋、虾及黄豆、芝麻、菠菜等，动物肝脏、油菜、芹菜等则含铁质多，也应多吃以补充因月经丢失和造血所需要的铁质。

维生素也是少女时期不可缺少的。维生素A能维持身体的正常生长发育，使人目光明亮；维生素D不足可发生轻度的佝偻病或骨质疏松症，维生素C缺乏容易出血；维生素B_1可使皮肤光滑。这些维生素多存在于动物肝脏、蛋类及鱼肝油、菠菜、红萝卜、辣椒等食品中，新鲜蔬菜和水果则含维生素C较多。

乌黑发亮的头发是健康的象征，经常吃蛋白质、维生素、矿物质含量多的食物如水果、胡萝卜、葵花籽、黄豆、花生、芝麻、豆芽、鱼肝油等，均可使人保持头发乌黑、皮肤柔润、身材匀称。

少女时期加强营养是十分重要的，但应适当，切不可乱吃乱补，否则可造成肥胖；反之则会造成营养不足，营养不足会使人体瘦弱，影响身体发育。因此必须做到补充和消耗的相对平衡，坚持体育锻炼，促进胃肠的消化和吸收，使全身得到更多营养，身体结实，骨骼匀称、端正，方能使身材优美。

7
LESSON

青春期节食害处多

健康焦点

一些女孩进入青春期后，惧怕发胖，一味节食，甚至造成青春期厌食症。青春期是人体生长发育最旺盛的时期，营养缺乏所造成的危害极大。

节食会导致人体所需的热量不足。青春期人体代谢旺盛，活动量大，机体对营养的需要相对增多，既要满足生长发育的需要，又要支付每日学习、活动的需要。每日所需要的热量一般不能少于12550千焦 (3 000千卡)，如果达不到这一标准，就会影响生长发育。总之，青春期的热量应高于成年期的25%～50%。节食可能导致蛋白质的摄入不足，使生长发育迟缓、消瘦、抵抗力下降，智力发育亦会受到影响，严重者会发生营养不良性水肿。女孩的青春期发育较男孩早，同时伴有明显的内分泌变化，蛋白质摄入不足所引起的不良后果将更为严重。

节食会导致各种维生素的摄入不足。谷类中含有丰富的B族维生素，特别是维生素B_2，缺乏时会发生口角炎、舌炎；蔬菜中含有大量维生素C，缺乏时可导致坏血病；维生素D缺乏可引起骨代谢异常，身材长不高或骨骼变形；维生素 A 缺乏可出现夜盲症。

节食可造成各种无机盐类及微量元素缺乏。钙、磷摄入不足或比例不当会直接影响骨骼发育；缺铁可导致贫血；缺锌可影响人体生长和性腺发育。

特别提示

◎少女节食害处多

每个女孩子都希望自己有苗条的身材，但应该通过科学的饮食和体育锻炼来实现，盲目节食会对身体健康产生诸多不利的影响。有些本身就不胖的少女为了使身体更加苗条，控制对各种食物的摄取。长此下去，形体虽然变得非常苗条了，但由于身体生长所需要的各种营养物质的缺乏，使身体发育出现了一些不正常的现象。比较常见的有：

1. **智力发育障碍。**脑细胞的生长发育需要大量的蛋白质，节食造成体内蛋白质缺乏，使大脑细胞的发育受到影响，会出现记忆力减退、注意力不能集中等现象。严重的还可出现疲劳、乏力和各项生理功能减退，甚至会出现皮肤松弛、肌肉无力等症状。

2. **月经初潮年龄推迟或月经发生紊乱。**少女过于节食，造成营养不良，使雌激素分泌受到影响，造成月经初潮年龄较正常女性晚；月经已经来潮者，会发生月经紊乱。另外还会出现第二性征发育不良，表现为胸部扁平、阴毛和腋毛稀少等。

3. **产生精神性厌食。**长期过度节食，可使食欲减退，最后可导致精神性厌食。表现为没有进食要求，看见食物就恶心。如果不及时进行强制性进食和精神治疗，最后可导致全身营养状况恶化，严重危害身体健康。

4. **引发各种疾病。**摄食量少、各种营养物质不足，机体营养缺乏，可导致一系列疾病。比如蛋白质和铁缺乏，可引起缺铁性贫血，表现为皮肤苍白、头昏眼花、神疲乏力、活动后心悸气短等；糖类缺乏，可引起低血糖症等等。

互动平台

节食会导致人体所需的热量不足。

节食会导致各种维生素的摄入不足。

节食可造成各种无机盐类及微量元素缺乏。

你有过节食的现象吗？

8
LESSON

青少年性发育与营养

健康焦点

1. 营养是性发育的物质基础。营养在青春发育中起着重要作用，营养缺乏直接影响性发育，或推迟性发育，甚至造成发育障碍。因此青春发育期的少男少女应注意热量的补充，摄入丰富的营养素，保证生长发育需要。尤其注意适量的脂肪摄入，因脂肪与青少年性发育有一定关系。

经专家研究证实，女孩体内脂肪量达一定程度时，才开始有月经初潮。当青春期前后严重营养不良，伴有极度消瘦，或因怕胖节食出现严重营养不良时，女孩易出现月经推迟、闭经等疾病，影响身体的正常发育。在青春发育早期（女孩月经初潮前 2—3 年）即应储备一些营养素，以保证青春期发育。应纠正挑食、偏食的习惯，尤其一些女孩怕胖节食，使热量、蛋白质、脂肪摄入不足，身体发育不良，皮下脂肪少，女孩乳房发育较小而平坦，面色无华，显示不出青春期应有的朝气蓬勃的面貌。

2. 营养失调与性早熟。随着我国经济生活水平提高，尤其城镇居民营养状况好转，需要注意的是营养过剩造成“性早熟”的现象。

健康误区

吃快餐是生活快节奏的表现。

在今天，经济能力的显著提高使营养过度变成了时髦病，伴随而来的糖尿病、高血压、心脑血管病成了困扰现代人生命健康的常见病、多发病。

那么，是不是说，由于物质生活水平提高，就不会有营养素缺乏现象了呢?回答是否定的。目前，值得我们注意的是新的营养不良症在不断出现。

其中最常见的是维生素缺乏症，多见于现代社会中生活节奏快、工作高度紧张的中青年人。他们当中许多人，早餐匆匆抓个馒头或两根油条了事；午餐则不是康师傅方便面便是麦当劳快餐，其中热量、脂肪勉强能够满足人体需要，但蛋白质和蔬菜水果则相对不足，尤其是后者几乎缺乏。如此下去极易引起维生素缺乏症，使机体内酶的代谢活性下降，免疫力低下，抗病能力差。因为蔬菜、水果是人体维生素 C、维生素 B、维生素 E 和 β-胡萝卜素的主要来源，在人体维生素 A 摄入不足时，其中 β-胡萝卜素还可以转化为维生素 A。

我们都知道，维生素 C 和维生素 A 是增强机体抵抗力的重要元素，维生素 C 不足，人体就会特别容易疲乏，导致坏血病、皮肤溃疡等。在人体中起着重要抗氧化作用、清除代谢所产生的有害氧自由基、延缓衰老的，也是以 β-胡萝卜素、维生素 C、维生素 E 等为代表的维生素一族。它们还被证实在预防癌症、心血管疾病、白内障和促进儿童生长发育、减少感染性疾病方面，起着决定性影响。

而现代快餐食品中，最为缺少的就是各种维生素、矿物质和微量元素。因此应该采取有效措施弥补这一缺陷，适当补充新鲜蔬菜水果等。

国外研究资料表明，美国目前关于维生素 C 每日 250 毫克的推荐剂量是偏低的，实际上每日理想的维生素摄入量约为 1 000 毫克，特别是男青年应摄入更多的维生素 C。专家们建议，每天应食用 500 克水果和蔬菜，以保证维生素 C 和 β-胡萝卜素等维生素的摄入量。

其实，我国传统的以谷物、蔬菜为主的高纤维、高碳水化合物、低脂肪的膳食结构是较为适合人体代谢需要的，在此基础上稍补充优质蛋白质即可。西方国家那种高脂肪、高蛋白、高热量、低纤维素的膳食结构，已被证明是对人体有害的。

所以，如果时间不是特别紧张，最好还是远离快餐食品，更不能一日三餐以方便面、面包之类充饥了事，因为长此下去，迟早会疾病缠身的。

特别提示

◎少男的营养需要

由于生长发育的迅猛，男青少年对营养的需求十分强烈。这期间，他们所需求的热量、蛋白质等营养素的需要量是一生中最高的。在青春发育期，男青少年生长发育需要食物提供热能，且他们的基础代谢增高，体力活动增加也需要较多的热量维持，因而每日摄入的食物中要有足够的热量及蛋白质。在高热量、高蛋白的膳食中，应以平衡膳食、全面营养为原则，既考虑所需热量、蛋白质、碳水化合物，也应摄入各种维生素、矿物质，选择食物要广泛，主、副食搭配。

男孩在发育期较女孩食欲强、食量大，因此谷类食物摄入十分重要。谷类食物包括稻米、面粉、小米、玉米及甜薯等。它们是人体热能的主要来源，同时谷类供给的蛋白质、无机盐和B族维生素也应在膳食中占一定比例，谷类食物来源广泛、经济，是我国青少年每日膳食重要部分。一般来说，13—17岁的青少年，日进餐主食不应少于500克，否则时间长了必然带来不良后果。动物食品如鸡、鱼、猪肉、牛肉、蛋、乳类食物等都是蛋白质最好的来源。男青少年在青春发育期因身体生长迅速，身体内各组织、器官、肌肉都随之发育、增长，所以体内需要大量优质蛋白质，构造组织、促进生长发育。根据我国实际情况，动物食品若不能每日供应充分，要从大豆中摄取植物蛋白质，以保证青少年每日蛋白质的需求量。经常摄入豆制品，既能改善膳食花样，又能增加营养，且来源十分经济。

男孩除要摄入谷类、动物食品外，还应注意多食海产品、蔬菜、水果等。男孩青春期骨骼发育较快，应多食含钙、磷等矿物质丰富的食物，如虾皮、海带、乳制品、豆制品等。每天应食400~500克新鲜蔬菜，以保证维生素和矿物质、纤维素的摄入。

有些男孩食欲好，偏爱肉类炸制食品，尤其市场上各种中西快餐店应运而生，制作的含高脂肪、高糖、高蛋白质食品如炸鸡、汉堡包、三明治、冰激凌吸引着他们的视线。而长期过食这种快餐食品，对身体有害无益，暴饮暴食有伤脾胃，影响其他食物摄入，而且是发生肥胖和增加成年患心血管疾病概率的因素。因此，要想给身体打下良好基础，就应重视青春期合理营养。

◎青春期女性月经期间的饮食

女性的益颜健体饮食调养的原则之一，就是与月经周期变化相吻合的“周期饮食”。这也是男女间益颜健体饮食调养中最主要的一个不同点。

不少女性在月经来潮的前几天（月经前期）会有一些不舒服的症状，如抑郁、忧虑、情绪紧张、失眠、易怒、烦躁不安、疲劳等。一般认为，这与体内雌激素、孕激素的比例失调有关。此时，女性应选择既有益肤美容作用，又能补气、疏肝、调节不良情绪的食品、药品，如卷心菜、柚子、瘦猪肉、芹菜、粳米、鸭蛋、炒白术、淮山药、薏米、百合、金丝瓜、冬瓜、海带、海参、胡萝卜、白萝卜、胡桃仁、黑木耳、蘑菇等。

在月经来潮时，可出现食欲差、腰酸、疲劳等症状。此时，宜选用既有益肤美容作用，又对“经水之行”有益的食品、药品。宜选用的食品与药品有：羊肉、鸡肉、红枣、豆腐皮、苹果、薏米、牛肉、牛奶、鸡蛋、红糖、益母草、当归、熟地、桃花等。

在月经期间，许多在平时有很好的益肤美容作用的食品也应禁食，如梨子、香蕉、荸荠、石耳、石花、菱角、冬瓜、芥蓝、黑木耳、兔子肉、大麻仁等。

月经来潮时要丢失一部分血液。血液的主要成分有血浆蛋白、钾、铁、钙、镁等无机盐。这就是说，每次来月经都会丢失一部分蛋白质与无机盐。因此，从原则上讲，月经干净之后的1—5天内（月经期后），应补充蛋白质、矿物质等营养物质及服用一些补血药。在此期间可选用既可益肤美容又有补血活血作用的食品与药品，如牛奶、鸡蛋、鹌鹑蛋、牛肉、羊肉、猪胰、芡实、菠菜、樱桃、龙眼肉、荔枝肉、胡萝卜、苹果、当归、红花、桃花、熟地、黄精等。

家长视频

科学营养是保证青少年正常发育的基础，而不合理的膳食结构、营养过剩会给青少年身心健康带来危害。

9
LESSON

饮食不当可致近视

健康焦点

说到孩子近视，人们大多会归咎于光线太暗或太强，或者看电视、玩电子游戏机、看书写字姿势不正等，但科学家的最新研究表明，三餐食物安排不当，也是一个不可忽视的因素。为避免孩子过早戴上眼镜，除了供给丰富的蛋白质和维生素以外，以下几点是要注意的：

1. **补充硒元素**。在地球上的动物中，山鹰的眼睛最为敏锐。对此，生物学家经过长期的研究发现，其奥妙就在于鹰眼中含有极为丰富的硒元素，高出人类一百多倍。硒对视觉器官的功能是极为重要的，支配眼球活动的肌肉收缩、瞳孔的扩大和缩小、眼辨色力的正常均需要硒的参与。硒也是机体内一种非特异抗氧化剂谷胱甘肽过氧化酶的重要成分之一，而这种物质能清除人体内 (包括眼睛) 的过氧化物和自由基，使眼睛免受损害。若人眼长期缺乏硒的摄入，就会发生视力下降和许多眼疾如白内障、视网膜病、夜盲症等。因此，日常膳食中应注意硒的补充，如膳食多用动物肝脏、瘦肉、玉米、洋葱、大蒜、牡蛎、海鱼、淡菜，都可提高硒的摄入。

2. **多吃富含维生素 A 的食物**。维生素 A 是眼睛所不可缺少的物质，它直接参与视网膜内视紫红质的形成，而后者是感弱光的物质。维生素 A 还具有保障眼睛角膜润泽不干燥的作用，若缺乏维生素 A，使泪腺上皮细胞组织受损，分泌停止，可引起干眼病。要使体内不缺乏维生素 A，可多摄入各种动物肝脏以及牛奶、羊奶、蛋黄及富含各类胡萝卜素的食品。胡萝卜素是维生素 A 生成的基础，在人体内能转化成维生素 A。富含胡萝卜素的食品主要有胡萝卜、南瓜、西红柿及绿色蔬菜等。

3. 供给充足的富含维生素 B_1 和尼克酸的食物。眼睛缺乏这两种维生素易出现眼球颤、视觉迟钝等症状。富含维生素 B_1 和尼克酸的食物，主要有小麦、玉米、鱼、肉等食品。

4. 保证维生素 B_2 的供给。维生素 B_2 能保证视网膜和角膜的正常代谢，如果缺乏就容易出现流泪、眼红、发痒、眼睛痉挛等症状。维生素 B_2 常存在于牛奶、羊奶、蛋类、瘦肉、肾脏、肝脏、扁豆中。

5. 蛋白质是视力发育的基础。眼睛是身体重要器官之一，眼睛的正常功能，组织的更新离不开蛋白质，如果蛋白质长期处于缺乏状态，会引起眼睛功能衰退，视力下降，并发生各种眼疾甚至失明。青少年时期要保护好眼睛，应注意从每日膳食营养入手，合理搭配，多种膳食，有益于眼睛，有益于健康。

特别提示

维生素 A 主要作用是保护皮肤、黏膜、骨骼、牙齿、毛发健康生长，又能促进视力和生殖机能良好的发育。要摄取维生素 A，除全脂乳制品、动物肝脏、肾脏、蛋、鱼肝油之外，多食用色泽鲜艳的蔬菜和深绿色蔬菜，可将其中的β-胡萝卜素转化成维生素 A，例如芹菜、南瓜、萝卜、胡萝卜等蔬菜皆含有丰富的维生素 A，其中胡萝卜含量最为丰富，多吃不但可令粗糙皮肤恢复正常，也能治疗夜盲症及降血压。

家长视频

补充含钙食物、含铬食物、硬质食物都能使孩子避免近视的困扰。

10
LESSON

大考前的营养补充

健康焦点

1. 对症补充营养，助体力。要给考生补充营养，就要注意考生的“三大需要”，即优质蛋白质、碳水化合物和维生素。

优质蛋白质主要存在于鱼、虾、禽肉、蛋、奶、动物肝脏和豆类制品之中，一般家长都不会少给孩子做着吃。可是考生也同样需要富含维生素的蔬菜水果和一些粗粮，鸡鸭鱼肉吃多了，来点儿窝窝头、小米粥、玉米粥之类的粗纤维食品，口味新鲜不说，还能给考生补充需要的维生素 B_1。

在复习期间，考生应该少吃一些纯糖性食物或者纯油脂性食物，例如各种糖果、油炸的东西虽然很香，吃多了反而会使考生食欲下降，消化不良，阻碍应有的营养吸收。

2. 防暑降火，安神补气。尤其在中、高考前后天气渐热，暑气日盛，考生们长时间地复习承受了较大的压力，容易引起肝火过盛。多吃一点黄瓜有利于去火，扁豆也是较好的安神食物，可以让考生烦躁的心情稍微平静。还有些含钙较高的食品也有利于抑制异常的兴奋，还可对情绪过于低落者进行调整，如虾皮、干鱼等。冬瓜与虾皮一起炒就是一种较好的家常菜。

早晨可以喝一碗用干百合与大米、冰糖熬的粥，有助于安神定息。如果吃厌了，可以换换口味，用鸡蛋或鹌鹑蛋与莲子调成羹，其中的蛋黄对脑有补助作用。有些考生平时不喜欢吃，这时可以适当地补一点，也可以用莲子、核桃加冰糖煮着吃。

如果考生早晨起床后出现咳嗽，又没有什么痰，这是一种阴虚的表现，可以熬百合粥或菊花粥，粥里只要放四五朵菊花就可以了。吃一点杨梅也有助于清除心中的火气。大便干燥时可以吃一点香蕉，或者将粥中的冰糖改为蜂蜜。

3. 恢复记忆，减缓眼疲劳。在考试前复习阶段，为了能增加考生的记忆力，可以吃一些鲤鱼，考试前两三天的晚上，可以开始吃一些煮白鱼，煮上25分钟后再吃，利于晚上休息好，第二天有较旺盛的精力。

长时间的复习最容易引起眼睛的疲劳，可以隔几天炒一点苦瓜吃，做熟时放入一点生姜片，可以减轻视力的疲劳。

健康误区

考试前夕要多吃大鱼大肉才会精力旺盛。

考试前夕，考生进入了紧张的复习阶段。家长的心里也很着急，每天到菜市场买回许多好吃的东西，精心制作，大鱼大肉地端上桌，给孩子补充营养。

其实，大鱼大肉并不等于营养，往往适得其反。其一，天天大鱼大肉的，孩子容易吃腻，造成食欲不振；其二，大鱼大肉富含高蛋白、高脂肪，常吃会影响人体的胃肠消化，导致腹胀、腹泻，假如一次性吃得太多，还易发生急性胰腺炎，需住院治疗；其三，人的体液的酸碱度一般都应保持在相对平衡的状态下，而多吃大鱼大肉的食品，使体液长期处于酸性环境中，人们就会产生疲倦感，整天昏昏欲睡，难以保证以充沛的精力集中复习。只有多吃蔬菜水果才能使体内酸碱平衡，消除疲劳，恢复精力。

考前的紧张复习，会过多地消耗大脑的能量，这种能量实际上来自于血糖中的热能。应吃富含碳水化合物的食物，如大米、面粉、蔗糖及部分水果。因此，考前学生在饮食调节时，还是应该以米面等为主食，适量吃些动物蛋白和脂肪，多吃一些富含维生素的蔬菜和水果，始终保持膳食的平衡。

另外，也可注意摄入一些健脑食品。对大脑有补益作用的食品有小米、黄豆、黑豆、面筋、腐竹、核桃、芝麻、蛋黄、河蚌、鱼粉、猪肝、糯米、豌豆苗、竹笋、芝麻酱、蘑菇、花生、动物脑以及牛奶等。总之，凡含有蛋白质、维生素、氨基酸以及钙、磷、铁、锌、铬等微量元素的食品，都有促进脑细胞活跃和增强记忆力的作用。蔬菜、水果及海带海藻类，属碱性食物，也是天然的健脑食品。

还应注意，考试期间，不管是什么食物都不能吃得太饱。饱餐以后，人体大量的血液会流入胃肠以利于消化食物，而流入大脑的血液会相对减少，一是容易产生疲倦，二是影响大脑的正常发挥。

特别提示

◎春夏季考生的饮食调理

4、5、6月份正是春夏之交，或春末夏初的季节。中医讲四季气温的变化，对人体会产生不同的影响。四季气候分春温，夏热、暑湿盛，秋凉而燥，冬寒。食物也有寒、热、温、凉四性，有酸、苦、辛、甘、咸五味，五味对各脏器官产生不同的影响。

一年之计在于春，经过一冬的休眠，春季万物复苏，自然界充满了生机，人体的各种生理活动开始活跃，这时的考生会感到心情舒畅，精力充沛，食欲增加。但春季绿叶蔬菜比夏季少，一般的考生吃得少，加之冬贮的蔬菜水分和维生素损失较多，春季考生易发生维生素缺乏。同时由于考生物质代谢开始活跃，水分需要量增加，因此春季考生的膳食应注意补充水分和维生素。

中医还认为春季肝气旺，易发生肝火过盛，出现头昏、目赤、失眠多梦等症，应多选食使肝气疏泄的食物。酸性食物对肝脏亲和力强，能滋补肝气，但不可过食，否则肝火上逆伤脾肺二脏。甘味食物降肝火，辛味食物可发散肝火。所以，春季选择食物应偏重于甘凉、辛散、能开胃、助消化，又能提高人体抵抗力的食物。食物制作要清淡、忌油腻。

夏季天气炎热，易伤津耗气，考生饮食注意勿贪生冷。炎夏为维持体内温度的恒定，考生体内汗液的排出除丢失了水分，也丢失了大量的无机盐、维生素，人会感到口渴、乏力。由于消化液分泌减少，胃酸下降，胃肠功能减弱，考生的食欲也下降。大量排汗，造成体内缺水，蛋白质分解加速，膳食蛋白质的需要量增加，同时注意维生素的摄入。

夏季贪食生冷，可使脾胃失和，造成胃肠疾病，也影响其他脏器的正常活动和营养。所以，夏季考生应选甘寒、清热解暑的食物，同时多饮水，多食含维生素多的蔬菜水果，适当增加蛋白质。忌生冷油腻。

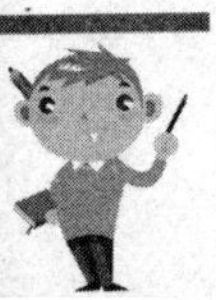

第一天：

早餐	午餐	晚餐
什锦炒饭 炝拌萝卜丝 榨菜肉丝汤 瓜子仁 香蕉	花卷 炒姜丝肉 鱼香炒蛋 海带冷菜汤	米饭 奶汁烧牙带鱼 鸡蛋汤 炝腰花 苹果

第二天：

早餐	午餐	晚餐
油煎馅饼 二米粥 拌海带丝 酱牛肉 腰果 油桃	什锦炒饭 西芹虾仁 香菇小白菜 原汁果汁	米饭 西红柿里脊丁 焖芸豆 炝腰花 拍黄瓜 海米冬瓜汤 苹果

第三天：

早餐	午餐	晚餐
面包、果酱 牛奶 煎荷包蛋 拌干豆腐丝 核桃 香蕉	鸡丝挂面 五香花生米 蒜泥茄子 鲜虾红萝卜汤	欢庆晚宴 自我设计

11
LESSON

早餐与营养

健康焦点

学生营养早餐食谱设计的基本要求

1. 按照我国学生每日膳食营养素供给量的基本要求，一般早餐食谱中的各种营养素含量应占全天供给量的30%左右。但根据学生的生理活动和学习需要情况，对在中、晚餐中可能供给不足的营养素，如维生素B_1等，其设计量可增加到35%。

2. 要按照“五谷搭配、粗细搭配、荤素搭配、多样搭配”的基本原则，使每个营养早餐食谱的设计，尽可能达到合理营养和平衡膳食的要求。

3. 每个营养早餐食谱应由肉奶蛋类、面点类、蔬菜类三部分组成，在餐后加一份瓜果以补充维生素。

4. 每个营养早餐食谱设计的烹调制作要求，应当使之既有利于每个正在生长发育阶段学生的消化吸收，又适合学生的食欲口味。

5. 每个营养早餐食谱的设计，还应考虑制作简便易行，可由一般家庭主妇能在较短的时间做出。

健康误区

调查显示，中小学生忽视早餐的情况十分普遍。对于学生来说，一天之中早餐是最重要的，因为上午是学习任务最重且集中的时间，需消耗大量能量。不吃早餐可使学生学习能力下降，注意力不集中，记忆能力下降。合格的早餐要保证供给奶、豆制品或蛋，少量肉制品和谷类、蔬菜及含糖食物，以及水果等。

互动平台

1.你有饿着肚子上学的时候吗？

A.每周三次以上（　　）

B.每周两次（　　）

C.每周一次（　　）

D.从未有过（　　）

2.你们家的早餐一般都吃什么？

12 LESSON 营养午餐

健康焦点

学校营养午餐的十大好处

1. 有利于纠正学生挑食、偏食、少食等不良饮食习惯。

2. 由于午餐营养供给量满足了学生实际需要量，使学生有了良好的营养摄入，从而得以更好地生长发育，以充沛精力更好地学习。

3. 提高了学生进餐时的食欲感和快乐感，以改掉当代“小皇帝”在家吃饭挑三拣四的通病。

4. 既可减少营养缺乏所致营养不良、营养过剩所致肥胖等营养性疾病，又节约了伙食费和医药费。

5. 学生通过自己动手分发饭菜、洗刷碗筷等劳动，使他们的自理能力得到增强。

6. 既增加了学生午间活动的自由支配时间，又避免了学生中午放学回家适逢交通高峰的不安全因素。

7. 避免了因家长偏食而偏购某些蔬菜所致孩子的偏食现象。

8. 实行分餐制，科学、卫生，减少传染病的扩散途径。

9. 在学生营养午餐时，在潜移默化中改进了教师的营养意识，使之感受到日常膳食营养的重要性。

10. 营养知识通过学生广泛宣传，即由一个学生带动一个家庭，从而普及全民营养意识、提高整个民族身体素质。

特别提示

◎日本学校的营养午餐

在第二次世界大战后，日本作为战败国经济十分困难，在食品极度匮乏的情况下，政府将学生营养作为一项重大的国策来抓。于1946年开始推行学校午餐制，于1954年颁布了“学校午餐法”，在全国的中小学校中建立了营养配餐中心。每个配餐中心都配备了经过专业培训的营养师，来指导和监督营养午餐的制作。日本的学校午餐计划在为学生提供均衡膳食，促进学生的体格发育和身体健康方面，取得了良好的效果。日本青少年的体质和战前相比，身高平均增长了10厘米，体重增长了8千克，体力和智力都有较大的提高，对战后日本经济的振兴起到了重要的作用。

目前，在日本99%以上的学生都能吃到营养均衡的学校午餐。现在的中小学生是受益于这一制度的第二代，他们身体发育状况从身高、体重、胸围三项指标看，已超过我国同龄学生。

以我国1985年12岁男生与日本1984年同龄男生相比较：身高平均值，中国为147.0厘米，日本为150.1厘米；体重平均值，中国为35.4千克，日本为41.9千克；胸围平均值，中国为64.8厘米，日本为72.7厘米。可以看出，日本政府的这项措施，使战后一代学生的身体素质大大提高，为其后来的国民经济发展准备了良好的人力条件。

互动平台

1.你的午餐在哪儿吃？

A.学校供应的营养午餐（　　）

B.街上的小餐馆（　　）

C.自带饭盒（　　）

D.回家吃（　　）

2.你的午餐吃什么？

13 LESSON 钙与锌

健康焦点

青少年如何保证足够的钙摄入？

为了满足生长发育的需要，青少年对钙的需求比成人更多。人体的骨密度一般在30岁达到最高峰（称为骨峰值），以后随着年龄增大，骨内矿物质（主要是钙）会逐渐丢失，骨密度慢慢下降，最后可能出现骨质疏松。显然，骨峰值越高，老年时患骨质疏松症的危险性就越小，而骨峰值的高低主要取决于青少年时期摄入钙量是否丰富。可见，青少年的钙质补充是极为重要的。

钙质的补充主要应从膳食中得到，钙的食物来源以乳和乳制品为最好，乳制品不仅含钙量高（100毫升牛奶约含钙120毫克），而且容易被人体吸收利用。同时，乳制品还提供优质蛋白质、丰富的维生素，可供生长发育所需，因此建议青少年每天应喝1瓶牛奶。此外，绿叶蔬菜、大豆和豆制品、芝麻酱、小鱼、小虾、海带、紫菜中都含有丰富的钙，尤其是虾皮含钙量最高，青少年应多选用这些食物以补充钙。有些食物则不宜多吃，如菠菜、竹笋、莴苣、茭白等因含草酸较多，易和钙结合形成不溶于水的草酸钙，影响钙的吸收。

维生素D可以促进肠道对钙的吸收，提高血浆钙的水平。补钙的同时适当补充含维生素D丰富的食物，可起到事半功倍的效果。维生素D也可由皮肤自行合成，但皮肤形成维生素D的量与阳光的强度、皮肤暴露的面积和照射的时间成正比。因此青少年应多作户外活动，尤其在夏秋季，衣服穿得少，皮肤暴露面积大，可使体内蓄积较多的维生素D，有利于钙质吸收。

青少年还需要有一定的运动负荷，运动可以刺激青少年骨骼生长，促进骨质形成，提高骨密度。

由于我国的饮食习惯和食物的供应问题，通过膳食途径大幅度提高钙摄入量，还有一定困难，一个简便易行的方法就是补充钙剂。由于各种钙剂的吸收率主要决定于人体钙的营养状况，钙的营养状况越差即体内越需要钙时，摄入钙的吸收和利用率就越高，且各种钙剂的吸收率也相差不多。因此，在选择钙剂时主要选择含钙量高，副作用小，对胃肠道无刺激作用，价格合理，可长期服用的钙剂为好。目前市面上钙剂种类很多，传统钙剂有碳酸钙、葡萄糖酸钙、醋酸钙、氯化钙等，以碳酸钙的钙含量最高，达40%。另外还有以天然生物为原料如骨粉、牡蛎壳粉等生产的钙剂，但这些原料常受铅、汞、铝等污染，长期服用对身体不利。所以从元素钙的含量和价格来评价，碳酸钙是较理想的。

锌有重要的生理功能和营养作用。

锌是所有有机体必需的微量元素之一。20世纪60年代初期，一些科学家赴埃及调研，发现有些地区的居民生长发育缓慢，生育能力下降与饮食中含锌量不足有关。人们开始认识到缺锌会引起一系列生化紊乱，使很多器官和组织的生理功能异常，造成生长发育迟缓，并使人体的免疫过程、细胞分裂减缓，并导致人的智力发育低下。

然而，营养性发育不良往往与缺锌有关。由于锌元素摄入不足时，脱氧核糖核酸（DNA）的含量减少，氨基酸合成蛋白质的速度减慢，氮的利用率降低，所以生长发育受到阻碍，体重不增，个子矮小。

人体每天需要15毫克左右的锌。蔬菜中的黄豆、大白菜、萝卜、胡萝卜、扁豆、土豆、南瓜、茄子、大葱、大蒜、甜菜、大头菜和水果中的橙子、柠檬等均含锌量较多。此外，牡蛎是采锌的"高手"，它体内的含锌量比海水多3.5万倍。

特别提示

◎如果你的生活缺少钙

儿童：夜惊、盗汗、不易入睡、厌食、偏食、阵发性腹痛、出牙迟、学步晚、抽搐、指节瘦小无力、胸骨疼痛、鸡胸、X形或O形腿、腿肢弯曲。

中青年：皮肤易老化、腰腿酸痛、睡眠质量不高、多梦、记忆力明显减退、脱发明显、感冒不断、手足麻木、性功能低下，患糖尿病、高血压机会增多。

家长视频

1."孩子大了，不用补钙"的想法是错误的。钙在人体中的重要性众所周知，父母们千方百计地为儿童补钙，但有些父母认为十几岁的大孩子能吃能喝，会跑会跳，户外活动增加，接受紫外线照射的机会很多，而经紫外线照射，能促进钙、磷代谢，促进骨骼的形成，所以父母们就忽视了大孩子的补钙问题。大孩子大概指的是11—18岁的青少年，他们正处在生长发育的第二高峰期，生长加快，平均每增高1厘米就需要增加钙20克。经调查，目前青少年摄入钙量只是推荐量的50%~60%，未能满足需要，所以大孩子补钙问题不容忽视。人在20岁以前主要为骨的生长阶段，其后的十余年骨质仍继续增加，到35岁左右骨质才达顶峰。在20岁之前足量补钙，可推迟骨质疏松的到来，减缓骨质丢失。

2. 加锌食品不能乱买。许多年轻的父母不管孩子是否缺锌，纷纷掏钱给孩子购买含锌药物或加锌食品，希望通过补锌让孩子长得高大强健。殊不知，这种盲目补锌，会造成锌过量而引起腹痛、恶心、呕吐等中毒反应；长期大量服用锌制剂还可出现发热，而且会引起铜缺乏、电解质失调、脱水，并可影响铁和钙的吸收，导致缺铁性贫血。

互动平台

1.你是如何补钙的？

A.通过食物

B.补充钙剂

C.爸爸妈妈从没想过为我补钙（　　）

2.如果缺锌，会导致怎样的后果？

(答案在正文中)

14 LESSON 碘与铁

健康焦点

碘缺乏——影响青少年的身体、智力发育

铁在人体中的含量为4克左右，而碘的含量仅为它的八十分之一。有人或许认为这么小的量不必过于操心，但事实上，仅仅50毫克左右的碘却对人的生长、智力和身体发育以及一生的健康起着深远的影响。

科学家在一些碘严重缺乏的地区发现，生活在这里的儿童、青少年有许多与同龄人相比，体格矮小，并且智力低下。碘缺乏还会引起甲状腺肿大，就是俗称的“大脖子病”，这主要是机体为了更有效地利用有限的碘而出现的一种代偿性结果。

一般认为，人每日摄入150毫克的碘就可以满足机体需要，而青少年应稍高于这个量。青少年应尽可能多吃些海产品，以补充机体对碘的需求，最好能每星期食用一两次海鱼或海产品食物。

缺铁与边缘性贫血

目前，边缘性贫血正严重威胁着青少年的健康。中国学生体质健康调研组对五年来中国青少年缺铁性贫血的状况进行了调查。结果发现，城市青少年中出现严重贫血的比例大幅下降，但患边缘性贫血的比例却明显上升。

边缘性贫血是指血红蛋白介于标准值与轻度贫血值之间的患者，由于没有明显的症状，往往不容易被人察觉。调查显示，学龄初（7—9岁）和青春期性发育高峰阶段是边缘性贫血相对高发的年龄。通常会造成青少年缺铁性贫血的原因有长期流鼻血、慢性消化道出血、肠道吸收不好，若是女性则也有可能与月经过多有关。学生及家长补铁知识不足及青少年中盲目减肥也是重要的原因。

患有边缘性贫血的青少年如果不及时补铁，很可能发展成真正的贫血，严重时还可能出现体力下降、记忆力下降、细胞免疫水平下降等症状，易诱发感冒、气管炎等上呼吸道感染。因此，患边缘性贫血的人需要通过科学膳食增加铁储备，从根本上改变动辄发生贫血的被动状态。

菠菜、大豆、鸡蛋、牛奶等传统中被认为“补血”的食物大多不具备良好的补铁作用，有些食物中的铁元素由于植物酸干扰，实际吸收量更低。最符合条件的食物有猪肝、鸡鸭血汤、瘦肉、鱼虾等。除此之外，饭前吃一个西红柿或饮一杯橙汁，能成倍增加对铁的吸收，而饭前饭后喝茶，则会大大抑制人体吸收铁。

健康误区

小孩多吃菠菜能补铁。

菠菜含铁量高，很多人认为它是补铁佳品，其实菠菜不仅补不了铁，还带来不利的后果。人体对食入铁的吸收及利用，不取决于食物中铁之含量，而是取决于铁的存在形式，只有能在肠道中溶解的铁，才能供人体吸收利用。

菠菜中的铁，不容易被吸收，只有1%铁被吸收，其余99%与本身的草酸结合，不容易被吸收。牛肉、肝及鱼肉之铁吸收率比菠菜高出20倍以上。

菠菜还干扰锌的吸收，也影响钙的吸收，可见菠菜并不宜用来作补血及补铁的辅助菜，尤其不宜给小孩多吃。

特别提示

1. 食用碘盐时，应注意：

——少买，及时吃，不过久存放。

——碘盐放入容器后，要加盖密封。

——碘盐遇热易挥发，在炒菜做汤时，起锅前加入为好。

——食用时不要加过量的醋。

2. 人主要靠食物来补充碘，其中尤以海产品含碘量最多。

食物名称	碘含量（微克／千克）
海带（干）	240 000
紫菜（干）	18 000
鱼肚（干）	480
蚶（干）	2 400
蛤（干）	2 400
海蜇（干）	1 320
黄花鱼（鲜）	120
带鱼（鲜）	80

家长视频

人主要靠食物来补充碘，其中尤以海产品含碘量最多。应不定期食用富含碘的食物，如海带、紫菜、海蟹、淡菜等海产品来满足孩子对碘的需求。

让孩子每天摄取含铁量丰富的食物也是十分必要的，像谷类、绿色蔬菜、蛋、肉及新鲜肝脏等，都是很好的含铁食品。人体对于动物性食物的铁质吸收率要比植物性食物高。

15

LESSON

蔬菜、牛奶与水

健康焦点

蔬　菜

胡萝卜中含有丰富的胡萝卜素，人们往往认为胡萝卜生吃最有营养。实际上胡萝卜素并非维生素A，而是维生素A的半成品——维生素A原。这种维生素A原是脂溶性物质，只有溶解在油脂中才能在人体小肠黏膜内转变为维生素A，为人体所吸收。因此，食用胡萝卜最好用油烹调，或切块与肉同炖。

大白菜含有丰富的营养和维生素。可是，大白菜含有大量的对人体有害的硝酸盐类。大白菜烧熟后放置过久，在细菌的作用下，会使硝酸盐类还原成亚硝酸盐。这种亚硝酸盐进入血液，使正常的血红蛋白氧化成高铁血红蛋白而丧失带氧能力，机体缺氧对身体器官不利。另外，亚硝酸盐是亚硝酸胺的合成物之一，亚硝酸胺可能与人类的某些癌症有关。所以烧好的大白菜应当天食用完，隔夜的大白菜千万吃不得！

鸡 蛋

鸡蛋的胆固醇含量较高，但是，吃鸡蛋不会引起胆固醇升高。一个鸡蛋所含胆固醇总量是极其有限的，仅是人肝脏每天所制造胆固醇量的五分之一。其次，胆固醇在人体内是不断新陈代谢的，不存在摄入高胆固醇的问题。

另外，一个鸡蛋虽然含250毫克左右的胆固醇，同时还含有降低血中胆固醇的物质。所以，除重症动脉硬化、高血压患者外，适当吃些鸡蛋对身体不仅无害，反而有益。

牛 奶

——牛奶中的蛋白质含有八种必需氨基酸，适宜于构成肌肉组织和促进健康发育，对于正处在生长发育阶段的儿童、青少年更为重要。

——牛奶中所含有的脂肪很容易被人体消化吸收，其消化率达97%。

——牛奶中的主要碳水化合物是乳糖，乳糖在人体内可调节胃酸，促进肠蠕动和助消化腺分泌。

——牛奶中所含的钙质，是人体钙的最好来源。因为牛奶中的钙在体内极易吸收，远比其他各类食物中的钙吸收率高。而且，牛奶中钙与磷比例合适，是促进儿童青少年骨骼、牙齿发育的理想营养食品。

——牛奶中几乎含有一切已知的维生素，如维生素A、维生素C、维生素D及B族维生素。

——牛奶中还含有能增进青少年发育所需要的抗体物质。

水

有益人体健康的理想饮用水必须满足七条标准，其中必不可少的两条是：水中含有适量人体所需矿物质、pH值呈弱碱性（7~8）。

世界卫生组织制定的《生活饮用水水质准则》明确规定：符合其31项水质指标的是“安全水”（safewater），安全水就是喝了对人体无害的水。很多专家相对提出了“健康水”的概念，健康水除必须具备安全水的所有条件之外，还必须满足硬度、总溶解固体、二氧化硅等一系列指标，其中不可忽视的一条就是pH值必须大于7。

根据我国制定的生活饮用水国家标准，饮用水的pH值在6.5~8.5之间，最佳值为7.5；而国家对纯净水的pH值要求是5.0~7.0，平均值为6，大大偏离了饮用水的最佳pH值。

孩子们喝什么水，会不会科学地饮水，实际上取决于家长、教师等成年人的选择和引导。

健康误区

久存蔬菜，丢弃营养部分。

新鲜的青菜，买来存放家里不吃，便会慢慢损失一些维生素。如菠菜在20℃时放置一天，维生素C损失达84%。若要保存蔬菜，应在避光，通风，干燥的地方贮存。

丢弃含维生素最丰富的部分——例如豆芽，有人在吃时只吃上面的芽而将豆瓣丢掉。事实上，豆瓣中含维生素C比芽的部分多2~3倍。再就是做蔬菜饺子馅时把菜汁挤掉，维生素会损失70%以上。正确的方法是，切好菜后用油拌好，再加盐和调料，这样油包菜，馅就不会出汤。

用小火炒菜。

维生素C、B_1都怕热、怕煮，据测定，大火快炒的菜，维生素C损失仅17%，若炒后再焖，菜里的维生素C将损失59%。所以炒菜要用旺火，这样炒出来的菜，不仅色美味好，而且菜里的营养损失也少。烧菜时加少许醋，也有利于维生素的保存。还有些蔬菜如黄瓜、西红柿等，最好凉拌吃。

烧好的菜不马上吃。

有人为节省时间，喜欢提前把菜烧好，然后在锅里温着等人来齐再吃或下顿热着吃。其实蔬菜中的维生素B_1，在烧好后温热的过程中，可损失25%。烧好的白菜若温热15分钟可损失维生素C 20%，保温30分钟会再损失10%，若长到 1 小时，就会再损失20%，假若青菜中的维生素 C 在烹调过程中损失20%，溶解在菜汤中损失25%，如果再在火上温热15分钟会再损失20%，共计65%。那么我们从青菜中得到的维生素C就所剩不多了。

吃菜不喝汤。

许多人爱吃青菜却不爱喝菜汤，事实上，烧菜时，大部分维生素溶解在菜汤里。以维生素C为例，小白菜炒好后，维生素C会有70%溶解在菜汤里，新鲜豌豆放在水里煮沸3分钟，维生素C有50%溶在汤里。

先切菜再冲洗。

在洗切青菜时，若将菜切了再冲洗，大量维生素就会流失到水中。

偏爱吃炒菜。

有些人为了减肥不食脂肪而偏爱食和肉一起炒的蔬菜。最近据研究人员发现，凡是含水分丰富的蔬菜，其细胞之间充满空气，而肉类的细胞之间却充满了水，所以蔬菜更容易吸收油脂，一碟炒菜所含的油脂往往比一碟炸鱼或炸排骨所含的油脂还多。

吃素不吃荤。

时下素食的人越来越多，这对防止动脉硬化无疑是有益的。但是不注意搭配、一味吃素也并非是福。现代科学发现吃素至少有四大害处：一是缺少必要的胆固醇，而适量的胆固醇具有抗癌作用；二是蛋白质摄入不足，这是引起消化道肿瘤的危险因素；三是核黄素摄入量不足，会导致维生素缺乏；四是严重缺锌，而锌是保证机体免疫功能健全的一种十分重要的微量元素，一般蔬菜中都缺乏锌。

喜欢生吃而不洗净。

蔬菜的污染多为农药或霉菌。进食蔬菜发生农药中毒的事时有发生。蔬菜亦是霉菌的寄生体，霉菌大都不溶于水，甚至有的在沸水中安然无恙。它能进入蔬菜的表面几毫米深。因此食蔬菜必须用清水多洗多泡，去皮，多丢掉一些老黄腐叶，切勿吝惜，特别是生吃更应该如此，不然，会给你的身体健康带来危害。

饮袋奶不加热。

牛奶极有利细菌繁殖，是细菌的天然培养基。袋奶采用85℃左右的巴氏灭菌法，没有高温瞬间灭菌彻底，故袋奶中残留有细菌，这部分细菌在适宜的温度下繁殖极快。因此，喝袋奶必须煮开了再喝。

空腹喝牛奶。

空腹饮用牛奶会使肠蠕动增加，牛奶在胃内停留时间缩短，使内部的营养素不能充分吸收利用。喝牛奶最好与一些淀粉类的食物，如馒头、面包、玉米粥、豆类等同食，有利于消化和吸收。

食物搭配不当。

牛奶不宜与含鞣酸的饮食同吃，如浓茶、柿子等，这些食物易与牛奶反应结块成团，影响消化。牛奶与香菇、芹菜、银耳等配合食用，对健康大有益处。

喝牛奶的时间安排不当。

经验表明，喝牛奶以早、晚为宜。因为清晨饮用牛奶能充分补充人体能量，使精力倍增；晚上睡前喝牛奶具有安神催眠功效，并能充分消化吸收。

偏爱高加工牛奶。

并非高加工的牛奶营养都比鲜牛奶好。牛奶还是选用接近天然状态的为佳。因为经过多次加工，加入了多种其他成分，如微量元素或无机盐类对身体并非均为必需，有时还会过量。其实喝些价廉物美的普通鲜奶，便可以补充人体所需的营养素了。

饮用水越纯净越好。

事实上，人们身体所需要的很多元素，一部分就是从饮水中获得的。含有某些微量元素或化合物的矿泉水甚至能够对某些疾病有疗效。蒸馏水本身几乎不含溶质，能够把人体中的一些物质溶解出来，对于一些金属元素中毒的人有好处，但正常人常喝可能造成某些矿物质的缺乏。

特别提示

◎蔬菜颜色与营养

分析各种蔬菜的营养成分后，发现蔬菜的颜色深，营养价值就高，颜色浅的营养价值低的规律，依次为绿色、黄色、白色这一规律。绿色蔬菜中包含芥菜、青菜、菠菜等。黄色蔬菜主要有西红柿、胡萝卜、红薯、南瓜、大头菜等，其营养价值居中。笋、白萝卜等白色蔬菜的营养价值最低。

◎牛奶是青少年健康发育的最理想的食品

日本在第二次世界大战后就提出“一杯牛奶，强壮一个民族”的口号；英国也有一句名言：“没有什么投资比为孩子们提供牛奶更为重要!”

互动平台

1.你最爱吃的蔬菜是（　　）、（　　）、（　　），你有偏爱肉食的习惯吗？

2.你能保证每天喝一杯牛奶吗？（　　）

3.你每天的饮水量约为（　　）杯，你喝的是什么水？

运动与健康篇

做健壮健美的好孩子

如果你能及时把握身体形态和功能处于急速增长的黄金时期——青春期，采用科学的锻炼方法，合理安排运动量和运动强度，可以促进身体形态与功能的生长发育；反之，如果错过青春期身体锻炼的黄金时期，将会影响、阻碍和制约身体的生长发育，削弱各器官系统的活动能力。

1
LESSON

青少年——不可错过的健身黄金时期

健康焦点

1. 经常参加体育锻炼，可增强青少年心肺功能，改善心肌营养状况，使心肌发达、心壁增厚、心脏的容积和体积增大、心跳缓慢而有力、心输出血量增加、心脏的储备能力增强。经常参加体育锻炼的青少年安静时能减少心脏的跳动次数，增大每搏输出量，使心脏有更充分的休息时间；而不参加锻炼的青少年，安静时心率较快，每搏输出量较小，心脏消耗的能量相对较大。

2. 经常参加体育锻炼的青少年，呼吸肌更发达，胸廓宽阔，使胸围和呼吸差增大5%以上。一般人呼吸差为6~8厘米，锻炼者可达8~10厘米；肺活量从一般人的2 500~3 000毫升提高到4 000~7 000毫升，即使在劳动强度大、身体需氧多的情况下，身体也不至于因呼吸器官负担过重、氧气缺乏而感到疲劳。

一般青少年安静时每分钟呼吸16~20次，每分钟通气量为4~6升；而经常参加体育锻炼的青少年，安静时每分钟的通气量与一般人相近似，但呼吸的次数则减少，呼吸的深度增大，说明呼吸的机能增强，呼吸肌不易疲劳，能胜任较长时间的工作。

3. 经常参加体育锻炼，使肌肉得到充足营养，肌纤维变粗，肌肉体积增大，肌肉中的蛋白质、肌红蛋白和能源物质含量增多，全身肌肉发达、结实、匀称而有力；同时，可使骨骼增长，个子长得更高，骨密质增厚，骨骼

变粗，关节灵活性增大。

4. 经常参加体育锻炼，可提高大脑神经系统的灵活性、协调性和反应能力。

反射是神经系统活动的基本方式，人体无论参加简单的或是复杂的各种体育活动都是通过反射活动来完成的。反射活动的结构基础是反射弧，它是由感受器、传入神经、神经中枢、传出神经和效应器五个部分组成。经常参加体育运动，人体在神经系统支配下，反射时间缩短，使神经的反应速度和肌肉活动更加协调准确。

体育锻炼能提高大脑皮层的分析能力，增强记忆力和耐久力，使人体在从事繁重的脑力劳动时不容易感到疲劳。

5. 经常参加体育锻炼，可以改善血液系统功能，使白细胞吞噬细菌能力和红细胞、血红蛋白运氧能力增强，使血液中的血脂和胆固醇的含量降低，增强身体的免疫功能和抗病能力，使学习和工作能力提高。

健康误区

我的学业太忙了，再说我的身体发育很正常，不需要太多的锻炼。等我考上了大学再说吧。

错误。生长与发育是个体成长过程中互相联系的两个方面。从青少年生长发育过程来看，形态的改变和功能的增强都有明显的区别，可分为急速增长期、缓慢增长期和稳定期。如果我们能及时把握身体形态和功能处于急速增长的黄金时期，即青春发育阶段，采用科学的锻炼方法，合理安排运动量和运动强度，可以促进身体形态与功能的生长发育，增强体质，提高健康水平；相反，如果错过青春期身体锻炼的黄金时期，将会影响、阻碍和制约身体的生长发育，削弱各器官系统活动能力。

特别提示

◎体育锻炼健全人格

运动心理学研究证明，各项体育活动都需要以较高的自我控制能力、坚定的信心、勇敢果断和坚韧刚毅的意志等心理品质为基础。因此，有针对性地进行体育锻炼，对培养健全人格有特殊的功效。

假如你觉得自己不大合群，不习惯与同伴交往，那你就选择足球、篮球、排球以及接力跑、拔河等集体项目进行锻炼。坚持参加这些项目的锻炼，可帮助你逐步改变孤僻的习性，适应与同伴的交往。

假如你胆子小，做事怕风险，容易脸红，怕难为情，那就应多参加游泳、滑冰、滑雪、拳击、摔跤、单双杠、跳马、跳箱、平衡木等活动。这些运动要求人不断克服害羞、怕摔跤等各种胆怯心理，以勇敢无畏的精神去越过障碍，战胜困难。经过一个时期的锻炼，你的胆子就会变大，处事也会老练起来。

如果你有办事犹豫不决、不够果断的毛病，那就多参加乒乓球、网球、羽毛球、拳击、摩托、跨栏、跳高、跳远、击剑等体育活动。进行这些项目的活动，任何犹豫、徘徊都会被克服掉，长期锻炼能帮助你培养果断的个性。

倘若你发现自己遇事容易急躁、冲动，那就应多参加下棋、打太极拳、慢跑、长距离步行及游泳、骑自行车、射击等运动。这些运动能调节神经活动，增强自我控制能力，稳定情绪，使急躁、冲动的弱点得到改进。

如果你总是担心完不成任务，那就得选择一些如跳绳、俯卧撑、广播操、跑步等项目进行锻炼。坚持锻炼一个时期后，信心就能逐步得到增强。

若你遇到重要的事情容易紧张、失常，那你应多参加公开激烈的体育比赛，特别是足球、篮球、排球比赛。面对紧张激烈的比赛，只有冷静沉着才能取得优胜。经常在这种场合进行锻炼，遇事就不会过分紧张，更不会惊慌失措。

假如你发觉自己有好逞强、易自负的问题，可选择难度较大、动作较复杂的项目，如技巧、跳水、体操、马拉松、艺术体操等，也可找一些水平超过自己的对手下棋、打乒乓球或羽毛球，并不断提醒自己“山外有山”，不能自负、骄傲。

要想使体育锻炼达到心理转化的目的，锻炼必须有一定的强度、质量和时间要求。每次锻炼时间要在30分钟左右，运动量应从小到大、循序渐进，三个月为一周期，进行两个周期以上才能有效。要注意运动的适应症和禁忌症，还要注意防止发生意外事故。

互动平台

1.你的体育成绩如何？

2.在学校的运动会上，你最擅长的项目是：

（　　　　）、（　　　　）、（　　　　）。

2

LESSON

运动忠告：择时、择地、择项

健康焦点

择　时

根据运动生理学的研究，人体活动受生物钟控制。因此，按生物钟规律来安排运动时间则对健康更为有利。

早晨阳光初照，空气新鲜，这时锻炼可以增强肌力，提高肺活量，对呼吸系统或患有呼吸道疾病的人大有好处。下午则是强化体力的好时机，肌肉的承受能力较其他时间高出50%，特别是黄昏时分，人体运动能力达到最高峰，视、听等感觉较为敏感，而心跳频率和血压上升。晚上运动有助于睡眠，但必须在睡前3—4小时进行。强度不宜过大，否则反而易导致失眠。

择　地

由于运动时通过呼吸从外界摄入大量的新鲜氧气，以满足健康的需求，所以运动场以平坦开阔、空气清新的公园、沙滩、体育场等处为优。

择　项

——要根据青少年的身心特点选择体育项目。

青春发育初期，体育锻炼宜选择以灵敏性、协调性和柔韧性为主的活动项目，如原地跑、原地跳、健美操、广播操、游戏、乒乓球、武术、跳绳、跳皮筋、踢毽子、压腿、踢腿、劈叉等。

青春发育中期，体育锻炼宜选择以速度为主并兼顾青春初期的活动项目，如短距离快跑、变速跑、反复跑、健身跑、跑楼梯、爬绳、爬杆、羽毛球等。

青春发育后期，各器官发育日趋成熟并接近成年人，体育锻炼可增加速度耐力、一般耐力和力量性练习的项目。如中长跑、登山、游泳、骑自行车、拔河、足球、排球、篮球、哑铃、杠铃、引体向上、俯卧撑、仰卧起坐、旅游、滑冰、划船等。

——青少年选择锻炼项目要因人、因地而宜，以全面发展身体素质为目的，进行多项性和交叉性的体育锻炼，防止引起身体各部位发育的不匀称。

——根据兴趣和爱好选择锻炼项目。每个人所喜爱的体育锻炼项目是不同的，有些人对武术感兴趣，可多选择武术进行锻炼；有些人对健身跑感兴趣，可多选择不同方式的跑步练习；有些人喜爱体操，可多选择体操和健美操练习等。

——要根据自身的体质状况选择适宜的体育锻炼项目。如生长发育正常、身体健康、体质状况良好、有一定锻炼基础的青少年，可以选择运动量较大的一些项目锻炼，如长跑、短跑、踢足球、骑自行车、打篮球等。如果体质较弱或健康状况不佳，则应循序渐进地进行医疗性质的体育活动，选择一些运动量较小的锻炼项目，如散步、快步走、慢跑、太极拳、太极剑、医疗保健体操、气功等，以达到增强体质和治疗某些慢性疾病的目的。

——根据青少年学习、工作和生活状况选择适宜的锻炼项目。青少年由于学习内容多，学业负担较重，经常处于坐位学习，脑力劳动较紧张，因此在学习一定时间后，应参加适宜的体育活动来进行积极性休息。如做课间广播操、眼保健操和积极参加下午的课外活动等，使原来兴奋的那些大脑细胞得到完全、充分的休息，有助于提高学习的效率和保持健康。

健康误区

如果你不是每天1小时、每周5天锻炼，做什么都白做。

不要相信这种偏激的理论。事实是，即使每天坚持锻炼一点点时间也会有很多益处。研究表明，每周两三次半小时的行走就能明显减低心脏病发病率、降低血压、缓解压力以及增强精力和免疫力。

要保持健康一周只需锻炼两次。一天用于锻炼的时间最少应有60分钟。

人体肌肉不锻炼，力量很快就会消退。在48—72小时之后必须再锻炼，才能重新获得良好的健康状态。人体约有骨骼肌520块，良好的运动应使这些肌肉都得到锻炼。在5—10分钟内伸伸胳膊踢踢腿是很不够的，但也无须太长时间，适度的运动最少要有20分钟。

最好的锻炼时间是清晨。

最好的锻炼时间并非只有一个。最好的锻炼时间是你有锻炼欲望并符合你的时间安排时。有些人喜欢以晨练开始一天，而有些人认为一天工作结束后锻炼是重新获得能量和放松的好办法。

特别提示

◎不宜运动的时间段

进餐后：这时较多的血液流向胃肠道，以帮助食物消化吸收。此时运动会妨碍食物的消化，时间一长会导致疾病；体弱者进餐后血压会降低，这叫做进餐后低血压，外出活动容易跌倒；患有肝、胆疾病的人此时锻炼还会加重病情。因此，饭后最好静坐或半卧30—45分钟后再到户外活动。

饮酒后：酒中的酒精很快被消化道吸收入血液中，并进入脑、心、肝等器官，此时运动，将加重这些器官的负担。与餐后运动相比，酒后运动对人体产生的消极影响更大。

情绪不好：运动不仅是身体的锻炼，也是心理的锻炼。当你生气、悲伤时，不要到运动场上去发泄。运动医学专家的解释是：人的情绪直接影响人体机能的正常发挥，进而影响心脏、心血管及其他器官。因此不良情绪会抵消运动带给身体的健康效果，甚至产生负面影响。

◎不宜运动的地方

高楼大厦周围：由于楼房林立，楼群之间往往容易形成忽强忽弱的风，称之为高楼风，容易使人受凉感冒。此外，楼群之间也非安全之地，楼上坠落的物体可威胁到锻炼者的安全。

空气污染区域：如工业区、化学气味较浓的场所、烟囱、餐馆附近等，有害气体与浮尘污染空气的情况十分严重。在这些地方，如果吸入有害物质增加，运动不但无益甚至有损健康。电磁波干扰严重的区域诸如高压线、变电站、广播电视发射塔、卫星通讯及导航系统附近，都不同程度地存在着电磁波辐射，并形成一种“无形烟雾”，对人体健康极为不利。

交通要道及交叉路口附近：这些地方的空气中含有大量微尘，其中混杂着多种有害物质。运动时吸入肺部的有害物质增加，可诱发哮喘发作，还会“株连”心、肝、肾等器官，甚至引起癌症，危害可想而知。

◎运用“生物节律”安排好体育锻炼

人的一生其体力、智力和情绪都存在着由强到弱、由弱到强的周期性起伏变化，人们把这种现象称为生理节律或生物节律。有人认为这种现象的产生原因，是由于体内存在生物钟，它能自动地调节和影响我们的行为和活动。遵循人体的生理节律、科学地安排体育锻炼，能促进青少年的健康成长。

经科学家长期研究发现，体力周期为23天，分为高潮期、临界期和低潮期。一般认为，高潮期与低潮期交界的这一天为临界期。

——处于体力活动高潮期时感到体力充沛、精力旺盛、生机勃勃，此时，参加体育锻炼，身体能承受较大的运动量和运动强度，运动时间相对延长。

——当体力周期进入临界期的前后2—8天，体力活动很不稳定，协调性下降，易出差错，同时，抵抗力开始下降，机体感染疾病的机会增多。

——当体力活动进入低潮期，人们会感到疲劳，出现体力欠佳、注意力不集中的现象。在低潮期应减少运动量和运动强度，运动持续时间不要过长，一般以轻微体育活动为主，同时又要以坚强的意志和毅力克服低潮期对机体所带来的种种不适感觉。

家长视频

如何帮助孩子制订身体锻炼计划?

孩子们经常要做一些学习计划，这也是父母们所期望的。很多父母在谈到孩子取得的学习成绩时，总是很满足的样子。但很少有家长自豪地说，我的孩子能掌握许多高超的运动技能！可是当孩子还小的时候，在他身上发生的任何变化，比如他的脸色变得更加红润，他的小手更加有力，他可以奔跑等等，都给父母们带来了多少喜悦啊！但是，为何当孩子成长了以后，父母却忽视了这些呢?

有的家长说，孩子在上中小学时知识的存储以及智能性技巧的掌握是他们的主要任务，也是成长的必需，而且家长也不可能不关心孩子的身体健康。但很多家长，尤其是孩子上了中小学的家长，并没有把健康当作孩子成长的头等大事看待。如果家长平时能脚踏实地地关注孩子的身体健康，如果能有意识地培养孩子锻炼身体的习惯，能时常督促孩子做健康运动，是否可以免却经常为孩子身体担忧的情形呢？如果你回答是，那么，就请从现在开始，和你的孩子一起，认真地把身体锻炼项目加入到学习计划中。

互动平台

1.平时你喜欢哪类运动？（　　）、（　　）、（　　）

2.参考下面的《健身计划》，编制一个适合自己的《健身计划》。

附：男孩子健身计划——力量训练

周一、三、五的内容：30分钟力量训练。反复的举重训练可以快速强健肌肉。先做预备活动，然后任选三种举重姿势，重量调整到每种姿势做8~12下即感到疲劳无力。每做完一种姿势的训练，休息一分钟再往下进行，争取三种姿势全部完成。当做完12下已不感到吃力时，可以增加重量、提高难度。

无论年龄大小，举重锻炼内容应该面面俱到，触及每一组主要的肌肉群。其中的基础训练应包括：仰卧于长凳上，双脚着地的推举（胸肌）、曲臂（肩）、牵拉（背）、负重伸腿（四头肌）、负重屈腿（绳肌）、曲二头肌、伸三头肌、仰卧起坐（腹肌）。

3

LESSON

运动极点与运动过度

健康焦点

在一些耐力性运动中，如长跑、竞走、游泳或长距离自行车比赛时，开始后有一段时间感到特别难受，如心慌、气急、喉头发紧、头晕、下肢不听使唤等。这种现象，在运动生理学上叫做“极点”。

为什么会出现这种现象呢?

原因是运动器官和内脏器官的神经兴奋性不能同步提高，输送的血液和吸入的氧气难以满足身体剧烈运动时的需要，体内的各种代谢产物也不能及时排出。身体在这种情况下进行剧烈活动，就会刺激呼吸中枢和血液循环系统，产生一系列不适应的现象。

其实，出现极点是一种正常的生理现象，一旦克服极点，随之而来的就是身体素质的进一步提高，也是锻炼意志的极好机会。

健康误区

1. 没有“疼痛”就没有收获。

疼痛是身体某处出问题的信号。锻炼过程中感到疼痛时应减低、减慢运动，直至停止锻炼。要想使肌肉发达、增强耐力，多少应该经受些不适，但那绝不应是疼痛。

2. 用力的伸展运动能使肌肉富有弹性。

各种伸展运动，如腰部的扭动或弯曲、上体前屈、双手触摸脚尖等，应该缓缓进行，让肌肉伸展放松。用力的伸展运动会使肌肉绷紧、受伤。

特别提示

◎怎样才能减轻和克服极点现象

1. 运动前要充分做好准备活动，使内脏器官的支配神经提高到一定的兴奋程度，以适应身体剧烈运动的需要，防止发生不相称现象。

2. 要根据个人的身体条件、训练水平掌握好运动的速度。速度太快，易引起强烈的极点反应；速度太慢，又发挥不出应有的运动水平。

3. 运动时要注意呼吸的节奏，使呼吸加深加慢，吸入较多的氧气，呼出较多的二氧化碳，防止身体欠下过多的氧债。

4. 出现极点现象时，要坚持运动下去。可适当减低速度，减小运动的强度，有意识地进行深呼吸，难受的感觉就会逐渐消失，心跳、呼吸就会逐渐恢复正常，全身轻松，动作协调，四肢有力，运动能力得到进一步提高。这种现象在运动生理学上称为“第二次呼吸”。

坚持经常锻炼是减轻和克服极点的关键，训练有素的运动员，在运动中就可能不出现极点。

互动平台

运动过度的精确意思就是迫使身体过度劳累，这是与极点现象不同的。持续性的过度劳累，反而会使身体面临受伤风险。过度运动的征兆包括：肌肉持续酸痛；疲劳精力不继；沮丧；急性伤害，例如膝盖扭伤；运动成效没有进展，甚至下滑；难以入睡；紧张不安；食欲不振；不顾生病或受伤，仍旧进行健身；生活步调完全以运动为中心，忽略对家庭与朋友的承诺；错过运动时间时，会出现非理性的愤怒与罪恶感；持续出汗或大量出汗；感冒这类小病不断，这是因为免疫系统衰弱而引发的。

4

LESSON

极为适合学生的三项健身运动

健康焦点

预防近视的运动——打乒乓球

打乒乓球能预防眼睛近视，这是因为造成近视的重要原因是眼睛疲劳。眼睛看近处物体时，晶状体曲度增加，以便增强屈光能力，使物像落在视网膜上，才能看清物体；而看远处物体，则不需调节。长期近距离读书写字的学生由于晶状体总是处在高度调节状态，易引起视力疲劳现象。同时，看近处物体时，两眼球会聚向鼻根方向，使眼处肌肉压迫眼球，天长日久，眼轴就会慢慢变长，造成近视。而打乒乓球时，双眼必须紧紧盯着穿梭往来、忽远忽近、旋转多变的快速来球，使眼球内部不断运动，血液循环增强，眼神经机能提高，因而能使眼睛疲劳消除或减轻，起到预防近视的作用。

健脑益智的运动——弹跳

运动最健脑，这是因为运动能促使脑中多种神经质的活力，使大脑的思维与反应更为活跃、敏捷。同时，运动可提高心脏功能，加快血液循环，使大脑享受到更多氧气与养分。凡是增氧健身运动皆有健脑作用，尤以弹跳运动为佳，能供给大脑以充分的能量，堪称最优，如跳绳、踢毽子、跳皮筋、舞蹈等。

有助于生长发育的运动——长跑

日本著名生理学家石河利宽教授曾对儿童长跑进行过生理医学观察，发现经过一年长跑训练的儿童，身体发育正常，身高、体重的增长还略高于一般儿童。我国也曾有人观察过儿童跑完万米的生理反应，未发现异常，所以国内外一些专家主张把一般耐力训练作为儿童训练的基础。从与长跑关系最密切的心脏功能看，儿童心脏各项指标的绝对值比成人低，但以每千克体重计算，每搏输出量并不比成人低，可见儿童心脏有承受一定负荷的能力。从儿童时期开始长跑不但无碍健康，而且有助于生长发育。

特别提示

◎练长跑的青少年应注意补铁

20世纪80年代初，马拉松世界纪录创造者、加拿大著名长跑运动员萨拉萨尔正处于巅峰状态。但是，自此之后他的成绩逐渐下降，乃至一蹶不振，到底是什么原因呢？营养学家仔细观看了萨拉萨尔的万米长跑录像后，对他进行了详细的全面检查，发现他的铁指标仅为正常量的四分之一。萨拉萨尔查出病因后，开始补充铁，不到两个月，他就跑出了近两年来万米长跑的个人最好成绩。研究证实，长跑运动员中普遍存在着机体缺铁的问题。青少年正处于生长发育期，对铁的需要量高，若进行长跑运动，其机体对铁的需要更大。因此，在膳食中应注意补充含铁丰富的食物，如动物肝脏、肾脏、蛋黄、豆制品、蔬菜等，这对于保证身体发育和创造最佳成绩具有至关重要的作用。

◎跑步时如何呼吸？

一般情况下，跑步时的呼吸比平时要深长，而且还要和步子的频率有节奏地做配合，这对于跑步来说是十分重要的。假如呼吸过于短促的话，肺部的通气效果就会下降，满足不了人体在跑步时对氧气的需求，这时就会出现缺氧现象。人体一旦缺氧，就不可能坚持长时间的跑步。

因此，呼吸要做到均匀深长，要和跑步的动作结合起来，通常可采用“二步一吸，二步一呼”的呼吸方法，也可根据个人跑步的情况采用“三步一吸，三步一呼”的方法。

经过长期锻炼以后，可逐渐养成习惯，以后再跑起来就会感到动作轻快、呼吸自如了。

◎你会跳绳吗？

——跳绳前准备动作

跳绳激烈紧张，其强度是无法降低的。只要开始跳，一分钟至少跳72次，少于这个数字就跳不起来，因此，如查有心脏病、关节炎或肥胖症，就不适合了。

跳绳时，心脏收缩频率加快，小腿和脚踝的肌肉活动量加大。为了让身体适应强度，每次跳绳前活动活动手脚，脚尖脚跟交替站立，下蹲用脚掌缓慢转动身体，直腿弯腰，前后左右弓箭步，最后原地跑步，逐渐加快心跳后再正式开始跳绳。

——怎样跳绳和跳多少次

用前脚掌跳起，膝盖略弯曲，轻轻落地，不要用全脚掌跳绳，也不必全力跳起，整个运动过程不慌不忙，轻松自如。

一边跳绳，一边可以听听快节奏的音乐，哼哼歌，或者抽空聊聊天。在这些情况下，可进行“语言能力测试”：如果不能连贯说话，开始气喘，这是个信号——运动量过大了，应该放慢速度或停止。

如果想发展耐力，绷紧肌肉，也为了保持体形，跳绳一周应不少于3次，每次半小时，刚开始要量力而行，不要给身体造成伤害。

◎剧烈运动后请注意

——不能立即休息；

——不可马上洗浴；

——不应暴饮；

——不宜大量吃糖；

——不能饮酒除乏。

互动平台

1.你每分钟跳绳（　）次。

2.你5 000米跑的速度是（　）分（　）秒。

3.你会打乒乓球吗？

5
LESSON

中学生的健美运动

健康焦点

健美锻炼主要是负重抗阻力锻炼，为保证锻炼能收到最大的效果，须遵循以下准则：

1. **全面锻炼**。从形体美学观点来看，体型最美、最诱人的是“运动型”，它的特点是体格匀称、肌肉强壮。我们说健美塑造，在很大意义上是指肌肉锻炼，因为人体的比例是先天的，无法改变的，只能通过后天锻炼加以“修饰”和弥补，而这些只有靠全面锻炼才能奏效。

2. **重点弥补**。骨骼和形体，多半基于遗传，改变是不大可能的，但可以适当地弥补。比方有些青少年先天性两肩胛骨太狭，那就可以通过锻炼，把两肩的肌肉，特别是三角肌外束的肌肉练得发达起来，使两肩加宽。

3. **循序渐进**。健美运动要求科学合理，刚进行锻炼时，运动量和动作难度不要太大，所用器械重量和抵抗力人小应根据自已的体力、体质进行，并要注意锻炼后的身体反应。

4. **动作准确**。要使健美锻炼获得最佳效果，对每一动作必须做得准确。动作准确，姿势才能优美。

5. **放松运动**。每次锻炼结束，不要突然停止，应当使运动的速度和强度逐渐回降下来，使新陈代谢所产生的废物——乳酸从肌肉中排出。

健美训练一般分为初级阶段、发展阶段和提高阶段。

初级阶段（前6个月）：在掌握正确技术动作的基础上，发达肌肉，改善体型体态。

发展阶段（6个月—1年左右）：肌肉丰满，线条明显，初步达到健美体型的要求。

提高阶段（1—2年以上）：对薄弱部位重点加强锻炼，使体型更趋完美。从中学生的生理特点、文化课设置和运动后的恢复过程看，健美锻炼安排在下午3时至晚上8时为好，以每周3次（2次课外活动和周六下午1次）、每次练60分钟（包括准备活动和整理运动时间）为宜。

以每周二、四、六锻炼三次为例，可做如下安排：

——星期二：背、肩、胸、臂分部锻炼。胸肌：杠铃平卧推6RM/x；背阔肌：颈后拉8RM/x；二头肌：站立杠铃弯举6RM/x；三角肌：站立颈后推6RM/x。篮球活动20分钟（x表示次数）。

——星期四：腿、背、臀、腹循环练习。股四头肌：杠铃半蹲5RM/x;小腿三头肌：坐姿提踵8RM/x;背阔肌：双手划船8RM/x;斜板仰卧起坐：20次。慢跑2 000米。

——星期六：腿、背、腹、肩、胸、臂分部锻炼，动作自选。

(注：RM是英文缩写，意思是能重复做的最大重量。在健美训练中表示负荷量的公式，如6~12RM/7~9，其中分子6~12RM的意思是所用的器械重量只能做6~12次，分母7~9即要做7~9次。)

特别提示

◎怎样锻炼才能收到良好的健美效果

1. 适当的强度和密度。器械的重量以尽自己的力量能准确完成动作20次的重量为合适。每次练习做3~5组，每组练10~12次，组与组之间间歇半分钟到两分钟，可根据自己的情况选定。这样安排是因为每组动作少于5次，只锻炼了肌肉爆发力，多于20次则只锻炼肌肉的耐久力，对增加肌肉的体积效果不大。要想增加肌肉力量又增大肌肉体积，就应每组做12次左右，且须连续做几组才有效果。

2. 注意选择好练习方法。练习方法的选择要考虑到不同的发育时期。19—21岁时，身高的增长趋于平缓，即可进行一些重量和强度练习，以使肌肉粗壮，线条分明。还可针对性地进行锻炼，如大腿太细、力量不足，可进行负重深蹲、上下坡跑、短距离快速跑等项练习。有一点要注意，即负重深蹲不宜采用过多，否则易造成臀大肌过度发达。如大腿太粗想变细，则可选速度慢、距离长的长跑练习，因快速短跑反而会使大腿变粗。要想使肌肉变得更有弹性，游泳练习是好方法。

3. 懂得呼吸与肌肉用力的关系。肌肉收缩用力时（如上举杠铃等），应吸气；肌肉相对放松时，应呼气。呼吸要均匀、有节律，吸气一般用鼻，呼气用口。吸气时膈肌收缩，与肌肉用力相协调，有利于动作的完成；呼气时膈肌放松，与肌肉相对放松相一致。掌握好呼吸，就能加强肌肉的收缩和放松能力，提高锻炼效果。

互动平台

你知道健身与健美有何不同吗？

健身运动是通过动作练习，使人身体健康，体质增强，生活内容更加丰富。它通过各种方式的体育锻炼，最终达到增强体质的目的。

健美运动是通过动作练习，使人体各部位的肌肉发达匀称，体格健壮，且富于雕塑感的艺术美。运用各种器械和各种训练方法，使肌肉发达、体型健美。

6
LESSON

考试期间锻炼法及两套有趣的健身操

考试期间锻炼法

不少青少年每逢考试复习阶段，只嫌时间少，除睡觉、吃饭外，每分钟都用在复习上，虽然也知道适当锻炼能提高复习效果，但却不知道具体怎么办。下面介绍一套考试期间锻炼法，每天只用1小时，便能使你精神饱满地进行考试。

早晨起床后，做10分钟轻松运动，如广播操、慢跑、乒乓球、羽毛球等，以不出汗为限度，目的主要是提高大脑的兴奋性，另外也可活动一下全身关节，使血脉通畅，增进食欲。上午课间操，同样做10分钟轻松运动，以广播操或散步为主，目的是呼吸新鲜空气，转换大脑的兴奋点，消除大脑和身体的紧张状态，避免大脑的惯性影响下一时间的复习。下午复习后，做20—30分钟中等量运动，如打篮球、跳健美操、田径运动等，活动量不要太大，不要以竞争为目的。出些汗，稍感疲劳即可。

这样，便可保证身体素质不因复习而下降，同时，对于提高大脑的记忆力、判断力、灵敏性和耐久性都有较强的作用。另外，在学习中，每1—2小时应休息几分钟，站起来做做深呼吸，原地活动一下全身关节；或闭目养神；或看看远处的树木，使大脑、眼睛和身体得到一定的休息和调节。最后，每晚睡前做几分钟缓和运动，促使睡眠更香甜。

早晨运动体操

1. 以画大圆圈的方式按摩腹部。

仰躺，将坐垫垫在背部，双脚伸直。接着，屈起双脚挺起腹部，以手在腹部以画大圆圈的方式按摩。

2. 仰躺转身。

脸朝上平躺，左膝弯曲，一边吐气一边将膝盖倒向右侧，脸部朝左；左肩要平放不可抬高。换边再做同样的动作。

3. 两手交握伸展侧腹。

双脚张开与肩同宽，手心向上，一边吐气一边将双臂高举过头，再慢慢向右弯，伸展侧腹，重心放在右脚。然后再向左弯，重心在左脚。

4. 伸展腹肌。

手心向上高举双臂，一边吐气一边将双臂往后拉，腹部向前挺出，适度伸展颈部及腰部。

5. 曲脚转身。

双手撑在身后坐定，右膝弯曲与左脚交叉，左手肘自右膝外侧用力向内压，一边吐气，一边将上半身慢慢向右转。

之后，左右手脚互换，再重复同样的动作，身体向左转。

为配合肠子的结构，先从右脚开始做，效果比较好。

懒人健身操

如果你不勤于运动而又怕肌肉僵硬，那就靠下列四种简单易学的操练来保持轻盈健美的身材吧！

1. 关节旋转。平躺在地（床）上，脚举向空中，做出骑单车踏轮子的动作，同时两手臂和两腿做同步同样的动作。以自己的呼吸为节奏，连续做10下。

2. 肌肉拉伸。四肢跪伏地（床）上，背面平直，头微抬，吸气时向后抬起一腿并拉伸，但身体不要向上弯起，呼气时脚放回地面（或床面），仍呈跪姿，换腿各做10次。

3. **软化身躯**。身体站立，一腿向后屈起，用手抓住脚尖。然后吐气，上身前弓与地（床）平行，吸气恢复原状。换腿再做，每边各5次。

4. **全身放松**。平躺，上半身用两手肘撑起，双臂平贴地（床）面，双腿弓起，脚底贴平，缓缓呼吸可以全身放松。

做上述体操时请把握两项原则：严守规定的姿势；依自己的节奏来。

7
LESSON

运动中的女孩最可爱——形体之美

健康焦点

少女不同时期的体育锻炼

少女在青春期，除身体形态发生较大变化外，身体素质也进入一个高峰期，这在运动生理学上称之为“身体素质的敏感发展期”。

所谓身体素质，主要是指人体的活动能力，包括平衡能力、反应能力、模仿能力、协调性、灵敏性、柔韧性、节奏感及力量、速度、耐力等方面所表现出来的能力。

少女各项身体素质的发展是不平衡的。力量发展的最快时期，一般在13—17岁；协调性、灵敏性、柔韧性与节奏感一般在10—12岁发展最快；而模仿能力和反应速度发展最快在9—13岁。在这个阶段骨骼富有弹性，不易发生骨折，但容易发生变形。所以在这个年龄阶段不仅要加强体育锻炼，而且要注意体育锻炼的正确姿势。

具体来说，少女在11—12岁这个年龄段，体育锻炼的项目宜选择具有灵活性和速度性的跳绳、短跑、各种运动性游戏、乒乓球、体操、武术、游泳等。同时，可适当做些力量练习，如仰卧起坐，或提举、抛接有一定重量的物体。但不宜长时间静止用力和进行耐力锻炼，如举重、长跑等，因为这会使得身体负荷过大而对心脏不利。静止用力过度会使骨骼过早硬化，影响身体长高。13—14岁时，内脏器官的发育跟不上身高、体重的迅猛增大，神经系统对运动的调节作用有所降低，因而这个年龄阶段适宜做些发展一般速度、耐力和力量的练习，如跑步、球类活动、游泳等。

少女从事体育锻炼的形式要多样，运动的负荷不宜过大，持续时间不宜过长。要注意循序渐进，逐渐加大运动量。

结合自身形体的锻炼

豆芽菜型：青春期是第二次生长高峰，这一时期如缺乏体育锻炼，骨骼难以粗壮，肌肉难以横向扩展，从而导致各器官和形体得不到很好的发展，长成又瘦又高的“豆芽菜”。这种瘦高个儿女生的锻炼内容，可选择力量性项目，如跳绳、负重跳、俯卧撑、仰卧起坐、小哑铃体操等。

肥胖型：女生进入青春发育期，皮下脂肪明显增厚，身体常会发胖，稍一活动就会心慌气短，还会影响形体美，失去女性特有的轻盈、柔和的体态。控制肥胖的有效锻炼方法是踢毽子、跳皮筋、登山、步行，或者长跑、打羽毛球、滑冰等。

腰腹过粗型：有的女生腰腹过粗，为了腰细就束腰，而此法既影响身体的正常生长发育，又无实际效果。只有加强腰腹肌的锻炼，才能有效地使腰变细，达到体态匀称的目的。一般可采用单杠悬垂举腿、抱膝收腹、前后左右转体练习等。

经期的体育锻炼

关于经期锻炼的问题，过去学者们认为女性在月经期进行体育运动是不适宜的。近年来的实践和研究否定了这种观点。月经周期正常、生殖器官无慢性疾病，可照常锻炼。经期锻炼不仅能对身体不适起调节作用，而且能改善机体的营养代谢和盆腔的血液循环，有利于身体健康。月经不调和痛经少女可做些促进盆腔血液循环的练习，包括屈伸髋关节和伸展腰骶部肌肉的活动等。

特别提示

◎少女形体美的锻炼技巧

青春期的少女，身体基本定型，体重明显增加，骨盆发育日渐成熟，但心血管和运动器官的发育却较缓慢。表现为肩带窄，胸廓小，肺活量小，肌肉收缩力和耐久力差，出现躯干四肢与内脏器官发育不平衡现象。由于性激素的反馈影响，人也变得不那么活泼好动了，心理表现为：自尊心强，爱美，对形体变化非常敏感。

少女形体锻炼主要是胸部，腰背部，大腿和臀部的锻炼。下面给大家介绍一些实用的形体美锻炼技巧。

1. 胸部锻炼方法。

——双膝跪地，手掌撑地。向下做屈臂动作，直到下巴和胸触地，屈臂时注意臀部不要后坐，身体重心在手上，手臂支撑体重，静止片刻，重复8~10次。

——仰卧地面，向上做挺胸支体动作。注意，挺胸时头和臀部不得离地，重复做6~8次。

——双膝跪地，上体直立，双手合掌置于胸部，两手用力互推，做对抗动作。注意，肘关节不得下垂，前臂呈“一”字形，挺胸抬头，配合深呼吸，做8~10次。

2. 腰背部锻炼方法。

仰卧起坐，做时注意挺胸直腰。

3. 腿部锻炼方法。

腿部的曲线直接影响形体美，若想避免其过粗或过细，可用下述方法锻炼：靠墙站直，双臂侧平举，掌心贴墙，然后将腿向前抬至齐腰高度，再向右摆移，还原，重复6次。注意，腿举摆时膝盖始终要伸直。

在坚持上述锻炼的同时，还应做些走、跑、跳、身体波浪运动和柔韧练习，以全面锻炼身体，塑造健美的形体。

◎漂亮女孩早晚活动操

早晨，你刚醒来，身体还没有完全脱离睡眠状态，这套动作有助你平衡地逐渐进入精神振作的状态；夜晚，经过一天的紧张工作学习，已经没有足够的精力投入积极的锻炼，为了驱除疲劳，调整思绪，振奋精神，这套静态体操能给你帮助。

全套6节动作，不要求你身体特别柔软，因为它的目的之一就是要较好地发展你的柔软性，教会你保持平稳（包括心理上的平稳），养成优美的姿势和高雅的步态。如果你无法适应激烈的运动和单调的重复，那么，这套动作特别适合你，有助你安静、凝神和自我沉思。

这套动作可以每天做，也可以每周做3次，可以把整套动作分成几次做。但是，每次做都得从第一节开始。第一节是最重要的准备，其他几节锻炼身体的不同部位，让内部器官也活动活动。

好了，洗个热水澡，穿上宽松的运动服，开始做操，每节动作缓慢平稳，划分成5个深呼吸程序：第一个深呼吸摆出准备姿势，第二至四个深呼吸完成动作，第五个深呼吸回到准备状态，酝酿下面的动作。

1. “加热”肌肉，积累体力。

准备：站立，脚尖略分开，脚后跟并拢。如果体力较好，双脚也可以齐肩宽。

踮脚，注意身体平稳，双手从两侧举起，手掌互对，臀部紧绷，稍抬起下巴。回到准备状态再做。

2. 有利肺和肠的功能，强健腹和臀部肌肉。

准备：起立，脚掌并拢，挺起肩膀。

双手伸向背后，大拇指紧扣（左手在上面），食指下伸，重心在脚底板上，膝盖用力弯曲，腹部的肌肉紧绷，缓慢前倾，越低越好。双手上伸，让手指指向天花板，回到准备状态，变换手的位置再做。

3. 改善骨盆的血液循环，促进肠胃功能，发展背、肩和小腿部的肌肉。

准备：站立，脚掌并拢，腿和背要直，双手举过头顶，手掌朝内。腹部的肌肉紧绷，只要不感到腿腱抻伤，就尽量缓慢前倾，双手从后面抱住大腿，可能的话，抱住小腿肚子。左手握在右手上，额头贴向膝盖（或大腿）。回到准备状态，变换手的位置再做。

4. 巩固心血管系统、脊椎、背肌和臀肌。

准备：坐地，双脚交叉，左脚在右脚上面，背要直，双手也交叉，同样左手在右手上面，膝面抬起，刚好被手搂住。

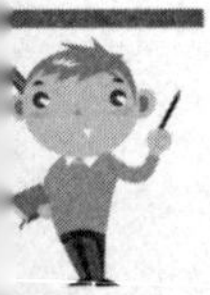

腹部的肌肉紧绷，缓慢前倾，直到头碰到地面，同时膝盖也随之平放下来。回到准备状态，变换手和脚的位置再做。

5. 对肝脏和胆囊的功能产生良好影响，同时放松颈部的肌肉。

准备：四肢着地。重心放在弯曲的右腿上，左腿向后伸直。

双手放在膝盖两侧撑地，背弯曲，缓慢把头转向右肩向后看，盯着抻松的背肌。回到准备状态，换方向再做。

6. 强健腹肌和背肌。

准备：面对墙而坐，膝盖弯曲，脚掌着地，双手胳膊肘弯曲，从后面撑地。

抬起膝盖贴近胸部，伸直双手，双脚伸直上抬，脚掌绷直，眼睛盯着脚趾，让身体尽量贴近大腿。下巴贴近膝盖。回到准备状态再做。

◎游戏时的提臀细腰体操

这是在游泳的时候，一开始最先学习的游泳方式，为相当难的动作。但如果不熟练的话，其他的游泳方式也是学不会的。

打水的要领为绝不能弯曲膝盖，而且，并非是膝盖动，而是从大腿的根部来动的，脚尖要放松。

如能善于在水面上使用，就能够适当地使用肌肉，被称为是以游泳来健美身材的最有效运动。在这里的拍打是利用地板单脚轮流做的，当然膝盖不能弯曲。给予脚适当的刺激，便能够使它柔软。将上抬的腿拉起，可以使它变得修长，可说是一举两得。

顺序：

1. 俯卧着休息，右脚向下，把脸稍稍抬起，把手放在脸部下面。
2. 开始时只用左脚向上踢10次左右，然后再换脚。

次数：

最少左右各10次，最多30次。

重点：

1. 上半身不能抬起。
2. 往后踢的脚要用力。

效果：

1. 使背肌强劲有力，可去除背上的赘肉。
2. 腰会变细，有提臀效用。

8

LESSON

完美健胸建议

健康焦点

优美的胸部曲线是每个女孩子都渴望拥有的，如何在短时间内塑造完美的胸部？适当地保养并与运动相结合，才能达到最佳效果。

——保持正确的坐姿，尽量将胸部挺起，而不要放松腹部令胸部下垂。

——可考虑从现在开始选购一些市场上的胸部护理产品，有助于结实胸部和增加弹性。

——收紧包围胸部的皮肤：用微笑动作将嘴巴张大，重复20次，此动作有助于强化颈部肌肉，从而收紧胸部，令乳房保持结实坚挺。

——坚持在购买文胸时试穿一次，太紧、太松或不舒服都要重新挑选；

如果你的胸部较大时，不要指望过紧的文胸会帮你收紧双峰。

特别提示

1.“我的胸部扁平，因此在选择服装时，我经常会有不自信的感觉。”

运动方式：身体平躺在水平的卧推凳上，双手握住杠铃，握距与肩同宽或略宽于肩，先将杠铃推起，慢慢放下杠铃至乳头一线上方，同时尽量外展，每天重复8~10次。

动作要领：整个练习过程中胸部向上挺起，肩膀向内收，腰部和腹部肌肉收紧，不要放松，全部意念集中在胸部肌肉，尤其当杠铃推到顶端时胸肌要全力收缩，控制1—2秒钟，训练时每次的节奏很重要，推起时用力速度略快、放下时速度要慢些，尽量用肌肉控制地球引力，往往此时对肌肉的刺激要大于推起时。

2.“我的胸部并非过大，但却有些松弛和下垂，看起来，我的胸部像是中年的感觉，这使我很懊恼。”

运动方式：仰卧在上斜30°左右的斜板上，两手握住哑铃先将其推起，手心向前，慢慢放下哑铃至手臂成90°，大臂与地面平行。然后用胸肌收缩的力量将哑铃举起，在上方使两哑铃相碰，停顿1—2秒，每天重复10~15次。

3.“很幸运，我的胸部既不扁平也不下垂，但我觉得它们稍稍丰满了一些，我只想减去它多余的那部分脂肪，相信它们会更完美。”

运动方式：俯卧撑，双腿并拢跪撑，双脚后跟抬起，双手在胸前地面支撑，肘关节向两侧弯曲，身体慢慢放下，胸部尽可能地接近地面，然后用力推起，胸肌用力收缩，停顿1—20秒，每日重复8~10次。

动作要领：做此练习时，胸部一定要挺起，不要下垂，腹肌收紧，当身体放下时，腰不要塌下。

4.“我的胸部目前并未出现什么问题，胸部并不肥大，但是当我放下手臂自然站立时，腋下却出现松弛的赘肉，以至于我不敢穿着露出肩部的无袖上衣。”

运动方式之一：身体平躺于矮凳上，双手分别持哑铃，双臂向两侧横向伸出，起始时，肘部微屈，掌心向上，双手持哑铃经两侧向上拉起至胸部正上方，像画一个大半圆，掌心相对，停顿1—2秒，慢慢还原，重复10~15次。

动作要领：双臂保持较低位置，使胸部充分扩张并吸气。抬起哑铃的过程中，注意力集中于胸部，充分利用胸部收缩的力量，同时肘部微屈并吸气。哑铃举至胸部正上方时，肘部充分伸直，使胸部收拢。

运动方式之二：坐在推胸器座位上，双手分别握住推把并向外推出至双肘微屈的位置，然后回落至起始位置，重复10~15次。

动作要领：在整个练习中，头及背部要紧靠座位靠背，推出过程中呼气，回落时吸气，并且注意力要集中在胸部，充分运用胸部收缩的力量。推出后，双臂不要完全伸直，要保持肘部微屈。回落时，推把要停留在胸部水平的位置。

9

LESSON

运动让你长高

健康焦点

青少年参加体育锻炼和适当的体力劳动，能增强代谢机能和机体的防御机能，有利于脑垂体生长素的分泌，促进血液循环，加大骨组织的血液供给量，改善骨组织的营养，所以有益于身体增高。另外，由于体育锻炼多在室外，增多了在阳光下的活动时间，使阳光中紫外线作用于皮肤表皮细胞中的麦角固醇，使其转化为维生素D，有助于肠对食物中的钙和磷的吸收，以满足骨对钙和磷的需要和利用，使骨质增强，同样有益于身体长高。

特别提示

◎如何避免青少年营养性矮小

青少年营养性矮小是完全可以避免的。不过，以下几点忠告切莫忘记。

1. **更新审美观。**现代体形美是以肌肉结实、拥有弹性为前提的身材高挑，而不是以消瘦为特征的“细高个子”。青少年应具有正确的审美观念，对健康应有正确的理解。

2. **普及营养常识。**青少年正处在快速生长和发育时期，适当的营养显得格外重要。为了评价青少年的营养状况，不妨定期测量体重和身高。正常者，每年1次；肥胖或消瘦者，三个月至半年1次，并在医生指导下，做饮食结构调整。

3. **改变生活模式。**青少年与其通过改变饮食的质量，预防疾病，还不如增加体育运动，或减少每天静坐的时间（如看电视等），这样的方法更易实施、更为有效。

4. **培养良好的饮食习惯。**这是让青少年得到全面营养的一个保证，家长必须以身作则；同时要矫正青少年偏食、挑食、厌食的不良习惯。

◎神奇的增高体操

鲁斯塔·艾哈迈托夫很想成为一名出色的跳高运动员。可他的个头又太不争气，从14岁起几乎就不再长个儿，到了16岁身高只有1.61米。然而，经过一番努力，艾哈迈托夫居然使自己在短短的3年内长高了21厘米，并且实现了成为一名出色跳高运动员的梦想。是什么灵丹妙药有如此奇效？说来竟十分简单，每天做一套增高体操。这套体操归纳起来只有12个字：热身、行走、跑步、伸拉、垂吊、跳跃。

热身：身体保持正直，然后上体前倾，双臂伸直用力向后上方挥动。

行走：大幅度摆臂，有力地向前走。

跑步：先小步跑，同时双手放在肩上，双臂屈肘向前转动；然后快速跑跳25~50米。重复4~6次，每次之间稍事休息。

伸拉：踮起脚后跟，双臂伸直向上伸拉，然后向各方向伸拉。重复6~8次，中间稍事休息。

垂吊：在单杠上悬垂（20—60秒），双腿并拢。身体先向左、右转动，再向前、后摆荡，最后做引体向上（女孩做此练习双脚可以不离地）。每次做4—6分钟，每个动作重复6~8次。还有一种方法是，上体保持正直，深蹲，然后向上跳起时抓住单杠，并利用惯性做引体向上（单杠的高度和双手之间的距离应根据个人情况而定），重复数次。

跳跃：向上跳，争取每次跳得比上一次高，或力求达到某一规定高度。向下跳，从稍高的地方向下跳，落地时尽量弯曲双腿，然后双脚用力蹬地，再向上跳起，各做30~60次。

注意事项：认真做好热身运动，防止损伤。循序渐进，可先选择部分练习，一段时间后再进行全套练习。从一开始就要注意按照规定数量做好动作，不可随心所欲。每做完一节操，要稍事休息，让呼吸平稳、肢体充分放松。做完全套操后，平躺在地板上，绷紧背部和臀部肌肉，腰略挺。每周做操不少于3次，每次35—45分钟，持之以恒，必有佳效。

◎身体矮小的少男的几种锻炼方法

放松悬吊：即手往上抓或向下抓把身子悬吊起来。

上提悬吊：即先将身子吊起来，然后尽可能放松，好像尽可能将身子放长一样，接着两臂将身子上提，连做5~20次。

直腿悬吊：即悬吊后将两腿伸直，然后左右摆动。

转体悬吊：即悬吊后，两腿并拢，将躯干左右转动。

后仰悬吊：即悬吊后，头部后仰，同时两腿并拢，向后伸展。

抬腿悬吊：即悬吊后，抬腿时屈膝，将腿贴腹。保持这一姿势让肩臂悬吊数秒钟，然后放下，全身放松，伸直。倒挂的办法是将两只脚固定在一定的高度上，身子倒悬下来，两臂触不到地面就行了。倒挂持续时间为1—2分钟，每天做数次。

10
LESSON

增重与减肥

健康焦点

你为什么消瘦？

瘦人在进行健美锻炼时，首先要弄清自己属于哪种消瘦。因为消瘦有单纯性消瘦和继发性消瘦之分，单纯性消瘦没有明确的内分泌疾病，继发性消瘦则是由神经系统或内分泌系统的器质性病变引起的。如属继发性消瘦，则请病愈后再进行健美锻炼。

最有利于减肥的四项运动

就运动项目的选择来说，一般可选择运动节奏中等或较快的项目，规定距离的匀速跑（1 500~3 000米）、网球、羽毛球、健身操、体育舞蹈等都是较为理想的。

就运动强度而言，中等强度较适合。因为采用中等强度进行运动，从能量代谢的角度上看，可以促使人体内的脂肪变为游离脂肪酸进入血液，作为能源在运动中消耗，没有被消耗掉的游离脂肪酸也不再合成脂肪。同时中等强度的运动不增加食欲，这可避免因运动引起摄入更多的能源，加剧脂肪在体内的存积。

特别提示

◎单纯性消瘦进行健美锻炼要特别注意以下几个问题：

1. **合理安排运动量。**运动量的安排是科学锻炼的重要环节之一。实践证明，消瘦者应以中等运动量（每分钟心率130~160次之间）的有氧锻炼为宜，器械重量以中等负荷（最大肌力的50%~80%）为佳。时间安排可每周练3次（隔天1次），每次1—1个半小时。每次练8~10个动作，每个动作做3~4组。做法是快收缩、稍停顿、慢伸展。连续做一组动作时间为60秒左右，组间间歇20—60秒，每种动作间歇1—2分钟。一般情况下，每组应能连续完成8~15次，如果每组次数达不到8次，可适当减轻重量；以最后两次必须用全力才能完成的动作，对肌肉组织刺激较深，“超量恢复”明显，锻炼效果极佳。

2. **注意安全**。健美锻炼的器材都有一定的重量，不仅锻炼前后要做好准备活动和整理活动，而且要注意检查器材安装得是否牢固，以防不测。锻炼时要注意重量是否适度，切勿做力不能及的练习。使用杠铃等重器械时，要有人保护。最好是结伴锻炼，以便互相鼓励，互相帮助，互相保护。

3. **打好基础**。消瘦者在初练阶段（2—3个月）最好能进健美培训班学习锻炼，以便正确、系统地掌握动作技术，全面提高身体素质。特别要注意肌肉力量和耐力的锻炼，逐步提高机体的适应能力，打下良好的基础。

4. **要有重点和针对性**。消瘦者经过2—3个月锻炼后，体力会明显增强，精力也会比以前充沛。这时，应重点锻炼大肌肉群，如胸大肌、三角肌、肱二头肌、肱三头肌、背阔肌、臀大肌和股四头肌等，运动量要随时调整。另外，同一个部位的肌群可采用不同的动作、不同的器械进行锻炼，并且要使所练肌群单独收缩。随着肌肉力量的增加和动作协调性的提高，锻炼的效果会越来越显著。一般情况下，练习动作一个半月到两个月变换一次。此外，锻炼时精神（意念）要集中于所练部位，切忌谈笑、听音乐等。所练部位肌肉的酸、胀、饱、热感越强，锻炼效果越佳。这样，再坚持半年到一年，体型就会发生显著的变化。

5. **少练其他项目**。消瘦者进行健美锻炼时，最好少参加其他运动项目的锻炼，特别是耐力性项目的运动，如长跑、踢足球、打篮球等。因为这些运动消耗能量较多，不利于肌肉的增长，而且会越练越瘦。此外，平时不要做耗费精力太多的其他活动。

6. **合理的膳食**。只有摄入的能量大于消耗的能量，人才能变胖。因此，消瘦者的膳食调配一定要合理、多样，不可偏食。平时除食用富含动物性蛋白质的肉、蛋、禽类外，还要适当多吃一些豆制品及红豆、百合、蔬菜、瓜果等。只要饮食营养全面，利于消化吸收，再加上适当的健美锻炼，就能在较短时间内变得丰腴起来。

7. 坚定信心，持之以恒。消瘦者要使体型由瘦变壮、丰腴健美，不是一两天、一两个月的事,凭一时头脑发热，想“一口吃个胖子”的练法行不通，因锻炼方法不对、效果不明显而丧失信心也不行，只有坚定胜利的信心，做好吃苦的准备，以高昂的情绪积极进行科学的、有计划的、坚持不懈的锻炼，才能获得最后成功。

◎“瘦女”如何变得丰满结实

1. 早上醒来时，保持仰卧姿势，两腿伸直，然后深深地吸一口气将两膝屈起，使大腿紧靠腹部，可用双手抱大腿使它更紧贴腹部。呼吸数秒后，慢慢将两腿放松，呼气，恢复原状。此动作每天早上重复4~5次。

2. 俯卧，脸朝左右都可，不要受压迫就好。两三分钟为限，此动作对胃下垂有异常的效果，也能增进食欲，使血液循环顺畅，并能治好惧冷症，这是女性最好的体操之一。

3. 两腿盘坐，双手握拳放在肚脐的高度，深深吸气，使胃部提高，再呼气，回复原状。此动作虽简单，却能使腹部肌肉结实，每日做5次以上，对胃部附近的血液循环有益，能使胃健壮。

4. 倒立动作。仰卧床上，两脚一起往上举，两手扶住腰部以取得身体平衡，做倒立动作。刚开始或许很难平衡，多做几次，自然会熟练，此动作对胃下垂、血压低、怕冷的人有异常效果。

11
LESSON

青春期驼背、斜肩、肢体不对称等的运动矫形术

健康焦点

谨防青春期驼背

正常人的脊柱从侧面看有四个生理弯曲——颈曲、胸曲、腰曲和骶曲。驼背是脊柱失去正常的生理弯曲或在生理弯曲之外出现其他弯曲，这样的青少年，看起来背向后弓，没一点精神劲，体态显得很不优美。

青少年的骨骼有机物成分较多，这时的骨骼韧性较好，具有较大的可塑性，若不注意坐立行走的姿势，易发生变形。例如，写字时趴在桌上，听讲时不坐直，走路不愿昂头挺胸，总是低头看着地，特别是在同龄孩子中个高的同学，和别人在一起时总是习惯性地弯着腰，天长日久，易形成驼背。

形成驼背的另一个原因是缺乏体育锻炼。只顾学习，没有锻炼，长此以往，背肌发育不良，形成驼背。如何纠正驼背呢?

——注意端正身体的姿势，平时无论站立、行走，胸部都应自然挺直，两肩向后自然舒展。坐时脊柱挺直。看书写字时不过分低头，更不要趴在桌上。人们所说的要“站如松，坐如钟”是有一定道理的。

——正在发育的青少年最好睡硬板床，以使脊柱在睡眠时保持平直。

——加强体育锻炼，认真上好体育课、课间操，促进肌肉力量的发展。

——在全面锻炼的基础上做矫正体操。矫正体操有很多种，有各种形式的徒手操，有利用各种体育器械的矫正操。矫正驼背主要以增强背肌、挺直躯干和扩张胸廓为主。

斜　肩

青少年时期由于背书包、写字姿势不正确等原因，容易引起斜肩膀，即肩膀一高一低，既影响美观，又影响生长发育。矫正方法为：

——增加上肢力量的锻炼，参加一些针对性强的训练，如引体向上、俯卧撑、杠铃、哑铃等。

——背书包采用双肩背，或左肩右斜、右肩左斜式背法。

肢体不对称

由于人的行为受大脑优势半球的控制，所以就有了我们平时所说的“左撇子”、“右撇子”。平时习惯右手，叫做右利手，平时习惯左手，叫左利手。长时间用一侧肢体，会引起一侧胳膊 (腿) 粗，一侧细。

——让双手、双腿同时负重；

——尽量活动大脑非优势半球控制的肢体；

——力量训练，非优势侧双倍练习；

——加强双肢的协调运动。

脊柱弯曲

青少年的脊柱弯曲异常一般是姿势性的，不固定，可以在几个月内通过矫正自己的坐姿、立姿和走的姿势而恢复正常。

——要注意培养良好的读写姿势，读写时身体要正直，两肩齐平；

——站立时挺胸收腹，不扭腰斜肩，双腿伸直，重心在两脚上；

——走时保持站立的正确姿势，迈步大小适当，双臂自然摆动，头正视前方；

——正常的体育活动和每日做好广播操是预防脊柱弯曲的好方法；

——如果已经有了脊柱弯曲异常，要根据弯曲性质和部位进行矫正，如驼背者注意挺胸，向左侧弯者可将左上臂举起，身子向右做侧弯运动，使两侧肌肉的紧张度逐渐相等。日常多做一些有利于身体全面发展的运动，如跑、跳、打球、游泳、垫上运动等，加强全身血液循环，使局部肌肉得到充分的营养供应，对预防和矫正脊柱变形有很大的好处。

罗圈腿

由于维生素D缺乏，营养不良，佝偻病后遗症等原因造成的X形腿、O形腿（俗称罗圈腿），除了非常严重的畸形需医学矫正外，其他的均可通过运动锻炼来最大限度地加以纠正或弥补。具体方法有：

——压腿运动；

——通常采用直压腿和侧压腿；

——踢腿运动；

——O形腿采用小腿外踢法；

——X形腿采用小腿内踢法；

——夹腿运动；

——双脚、踝、膝同时靠拢夹紧，坚持数分钟后放松；

——夜晚睡前，按摩双腿肌肉。

12
LESSON

健康的头发与靓丽的肌肤

健康焦点

头发健康有标准

健康头发发干的表皮呈“屋顶鳞瓦”状排列，能正常地反射光线，看起来柔顺亮泽，手感柔滑，易于打理。而受损头发粗糙，甚至缠成一团，不能规则地反射阳光而显得色泽黯淡，同时，头发的柔软性也大大降低，不易梳理，持续的损伤还会导致发端开叉。

健康美观的头发的标准是什么？

——干净的头发。头发如同人的脸面，代表着人的精气神儿。干净为健康头发的首要前提。如果不经常清洗头发，空气中的灰尘、脏东西和细菌就极易与头发的分泌物黏附在一起，不仅显得脏、重、缺乏光泽，日常的梳理甚至也会导致头发受损和脱落。

——柔顺的头发。健康美观的头发应该是柔顺的，不易打结，能让你轻轻松松，一梳到底。

——亮泽的头发。除了保持基本的清洁外，拥有亮泽头发的秘诀是经常的滋润和营养。没有营养的头发会显得黯淡无光。

——没有头皮屑的头发。头皮屑是最恼人的东西，好端端的肩上白花花的一片，整个人的形象也就大打折扣了。

——有弹性的头发。正如有弹性的皮肤是健康的皮肤一样，健康美观的头发是既润泽又有弹性的。

体育锻炼时如何保护皮肤

皮肤是人体的重要组成部分，具有感觉、调节体温、保护机体等多种生理机能，保持健康完美的皮肤，是身体健康的重要标志之一。在体育锻炼过程中，除要讲究一般皮肤卫生外，需要注意保护皮肤健康的情况很多，具体说，大致有以下几个方面：

——运动中防外伤。参加锻炼和比赛前，充分做好准备活动，增强肌肉、关节和韧带的灵活性和柔韧性是防止运动外伤的首要条件，千万不可忽视；运动场地平整，无砖头瓦块，做好运动中的保护工作都是防止皮肤外伤的重要保证。

——夏季防晒伤。皮肤受到长时间强烈的日光照射，会引起日光性皮炎。被晒伤的皮肤部位有发红、瘙痒、刺痛和烧灼感。轻则一两天后皮疹消退、脱皮痊愈；重的可能发生水泡及水肿，七八天后才开始消退。所以，应避免在烈日的直接照射下长时间锻炼，在日光下锻炼时可以在暴露的皮肤部位涂些防晒霜。

——冬季防皲裂、冻伤。冬季皮肤干燥，皮脂分泌减少，在暴露的皮肤部位，涂些油脂性护肤霜可防止皲裂，并有一定的保温作用。在不影响动作的情况下，可戴上手套、耳罩等，应减少或避免在大风或空气湿度高的环境中锻炼，以防止冻疮。

——长跑防脚底打泡。参加长跑、越野跑或竞走，一定要穿大小合适的鞋袜，鞋底要有弹性，袜子最好是绒线袜，防止摩擦出泡。

——体操训练要保护手掌。这里说的体操是指器械体操，如单双杠、高低杠、吊环等，锻炼时可擦些硫酸镁粉，防止手心出汗而发滑，引起外伤。如果因为摩擦手掌起泡，要用消过毒的针，将泡挑破，流出黄水，再涂以红药水或紫药水，防止感染。练习时最好使用护掌，可用皮革和帆布制作。

——到游泳池或海水内游泳后，一定要用淡水冲洗头发和全身皮肤，防止皮肤干燥、头发变枯。

特别提示

◎皮肤运动美容法

让皮肤运动起来，发挥出其自身机能，皮肤才能保持青春光彩，才能经久不衰。

皮肤运动美容法，共分四步，通过拍打、按摩等手段来改善面部皮肤的血液循环，增强新陈代谢机能，使皮肤运动起来，从而达到美容目的，简单可靠，经济实用，适合任何肤质。具体操作如下：

第一步：清洗。用凉水加少许香皂，将面部皮肤上的污垢和油脂洗净，擦干。

第二步：拍打。面部放松，闭目，两手指部放于面部下方，按照由下往上、由内往外的顺序拍打面部各处。动作要轻、快，以造成面部皮肤颤动为主，拍打频率每分钟200下左右，每次用时4—6分钟。

第三步：按摩。以两手的中指和无名指作为按摩指，将刚才没有拍到的部位，如鼻梁、眼眶、耳郭、发际等处逐一按摩，右手指以顺时针方向，左手指以逆时针方向，按摩共用时3—5分钟。

第四步：润肤。此时面部微红，有热感，面部毛孔已舒张。蘸取少量营养性护肤霜，轻轻、均匀地抹于面部各处。

◎女孩子如何远离运动对皮肤的伤害？

——运动前先卸妆，并用中性清洁剂洗净脸部污垢，因为运动时如果脸部残留任何化妆品或污垢，会造成毛孔阻塞。

——运动前不宜刮毛，因为经过剃刮后的皮肤特别敏感，运动时的汗水会使这些部位的皮肤有刺痛感。

——出外运动时，使用防晒油可避免皮肤受太阳紫外线的伤害。

——运动后马上脱掉汗湿的衣服，不然肩、背、胸上的暗疮会在汗湿衣服的摩擦下再冒出来；此外，汗水黏附在皮肤上，很容易长出粉刺。

——运动后彻底洗脸，去除污垢，汗水和防晒油，然后做皮肤按摩。

——洗澡，洗澡最好不要超过5分钟，而且要用温水不要用热水，否则皮肤会太干燥；洗完澡后，在皮肤还微湿时擦上乳液。

——运动后半小时内，脸部仍会流汗，因而不要抹上浓妆。

——运动的发型，不一定非短不可，但如果希望能减少流汗的话，短发是较佳选择。

——阳光、氯和碱水是头发的天然大敌，在运动后必须洗净头发；在户外运动时，为避免头发遭阳光及盐分侵蚀，最好戴上帽子；游泳时戴游泳帽有助防止头发遭泳池水中化学物质的伤害。

互动平台

1.你会梳头吗？

梳头最好是早、中、晚各一次，每次2—3分钟，梳头方向要单一，由后脑梳向前脑及各方向。

2.你的皮肤状况是：

A.好　B.一般　C.有粉刺（　　）

心理与健康篇

做个性健全、气质超群的好孩子

青少年心理健康的标志为：

人格完整，意识良好；

乐于交流，善于结友；

情绪稳定，乐观开朗；

有所追求，积极进取。

1

LESSON

青少年心理健康的标志

健康焦点

良好的学习环境与社会环境，是青少年保持心理健康的重要条件。

但身处于同一环境里的人，心理健康的状况却不尽相同。目前对青少年心理健康尚无统一公认的标准。综合多数心理学家和医学家的观点来看，青少年心理健康起码应具有如下标准：

身体健康，智力正常。身体健康、智力正常是衡量心理健康最重要的标准之一，是正常生活、学习和工作的基本条件。

人格完整，意识良好。心理健康的青少年襟怀坦白，言行一致，表里如一，热爱生活，兴趣爱好广泛，具有良好的自我意识，并自尊自爱，尊重他人，善于调节自己的言行举止，使其性格、情感、行为等能符合其年龄特点。

乐于交流，善于结友。具有良好的人际关系，善于结交知心朋友，与朋友能沟通心灵，友好相处。面对矛盾和分歧，能正确对待，妥善处理，并有乐于助人的愿望和行为。

情绪稳定，乐观开朗。情绪是心理健康的温度计；乐观能使人心情开朗。心境上保持相对的平衡，有稳定的情绪，就能在顺境中积极向上，谦虚谨慎；在逆境中意志顽强，战胜困难。

有所追求，积极进取。能树立正确的世界观、人生观、价值观，有理想、有信念、有追求，敢于面对现实，勇于承担责任，能确定比较切合实际的奋斗目标，并为之努力奋斗。

成长故事

明明学习成绩一般，看到同学在考试中得了高分，他就想，肯定是抄袭的；同学被评为三好学生，他就在心里说，有什么呀，老师真偏向。有一次，老师给班上的学生做过这样一个心理试验，说有一只猫受伤了，该怎么办？有的孩子说带它看兽医去；有的说让妈妈给它包扎包扎；有的孩子还说，我给它带回家去调理调理，这些都是富有同情心的想法。但明明却说：“掐死它算了，浇上汽油烧死它。”

明明总是因为同学的好而自己心情不愉快，这种情绪就是一种心理障碍。他那种缺乏同情心的回答，也是一种心理不健康的表现。

特别提示

心理健康表现在众多方面，它们之间也是相互影响，相互促进的。但是青少年出于各自的年龄、生理、身体健康状况和具体生活条件、文化教育程度各方面存在的差异，所以要用发展的眼光去分析，处于初中生时期的你和处于高中时期的你心理状态是绝不一样的。

家长视频

心理健康是孩子成长的先决条件。孩子心理不健康，会有这样一些症状：胆怯、焦虑、苦恼、烦闷、自卑、自私、嫉妒、不合群等。孩子在人生成长过程中，需要很多东西，应该给他提供，比方让孩子受一些苦，让孩子经受一些磨炼，让孩子承担一些责任。对孩子的各种心理状态，要常常从正面给予具体的帮助，帮助越有针对性越好，方法越得当越好。只有这样不断地攻心，才能使孩子的心理始终处于良好的健康状态，从而有利于孩子在德智体美上的全面健康成长。

互动平台

你认为自己的心理状态是：

A. 健康极了。

B. 好像有些心理问题（如焦虑、自卑等），但不知道如何解决，也不知去向谁询问。

C. 说不清楚。

你的答案：（　）

2

LESSON

自信——消除自卑的心理黑洞

健康焦点

自信是指一个人对自己的恰当、适度的信心。既然是适度，就不能过分，过分则为自大；也不能不及，不及则为自卑。自信是心理健康的重要标志之一。

自信要有依据，盲目自信是非常不可取的。自信来源于对自己的正确认识，认识自己其实是一件很难的事。过去的成绩，别人的评价，都可以成为人们认识自己的标准，但是，这些标准都不是那么的可靠。在现实中，绝对恰当的自信实际上是不存在的。大多数人都或多或少地在自大与自卑之间摇摆——如果一个人总是很自信而且现实也一次次地证明他的信心是对的，那么毫无疑问，他是一个优秀的人。即便一个人很优秀，也不能保证他不会犯错误。过分的自信往往是人们犯错误的直接原因。

但自信毕竟是一个人健康心理的重要组成部分。随着思想的成熟、阅历的增加，事业和生活会渐渐地趋于稳定，人们对自己的认识也就有了一个基本的框架，由此而建立起的自信心也更趋近于现实。在当今这个变革的年代里，个人的际遇往往会有很大的变化，这在很大程度上影响了心理的稳定。这也是当今许多心理健康问题的根源。

很多人都有这样的体会：在信心十足的时候，事情也变得好办多了。事实上，自信的人本身就有一种无法言传的魅力，使他成为人群的中心。在自信的状态下，人们的口头表达能力和思维能力都明显较平时为强，而唯唯诺诺、犹犹豫豫、没有主见则是一种遭人鄙弃的性格。很不幸，自卑的人们往往表现如此。这就形成了一种恶性循环：越是没有自信，就越是没有人相信他的能力，越没有人相信他的能力，他也就越不相信自己。

成长故事

王君君是一位高中生，今年18岁。以前，她是一个开朗乐观的女孩，可进入高中以后，却变得性格内向并且越来越自卑了。

她一直喜欢跟那些优秀的人交朋友，所以她的每一个朋友都特别特别优秀。然而，在他们面前，王君君总觉得自己各方面都不行，所以越来越不爱说话，渐渐地，就越来越不会说话了。现在，她心里很想跟他们在一起，却又怕跟他们在一起，因为面对充满自信的朋友们，她不知该说些什么做些什么，心里总是很紧张。有时候，她又会觉得自己各方面都优秀，但更多时候，却觉得自己一无是处。王君君不知该如何克服这种自卑感。

特别提示

自卑并不是天生的，当一个婴儿躺在妈妈怀里的时候，他不会产生任何的自卑。自卑的根源在于自己的着眼点。学会观察，更重要的是摆正自己的心态，不作无谓的比较是很重要的。

如果你已经作了不公平的比较，那么，试着用以下的方法来摆平自己倾斜的心灵天平吧。

准备好纸和笔，将自己从小到大的人生历程仔仔细细放一遍“电影”，把那些让你自豪的事情记下来。哪怕是你第一次上树掏了一个鸟蛋，哪怕是你第一个到学校，哪怕是你带领同伴玩得特别开心的一次，哪怕是你第一次考试失败却没哭……凡是能想起来的都记下来，越仔细越好。这作为经常性的作业要经常看。

每晚临睡前10分钟，将当天自己认为做得好的事情记下来，特别体会一下当时的好心情。第二天一早拿出来看一看。这作为每天一课的作业要坚持天天做。

定一些自己经过努力就可以达到的小目标，包括交友，比如去认识某某人，或去和他谈上10分钟话；包括学习和工作，今天完成哪些任务，学会哪些内容；包括心情，今天要保持3个或5个小时内心情愉快等等。切忌要求太高、目标太大和急于求成。

完成目标之后要定期奖励自己。请自己玩一次，给自己买一本向往已久的书，请自己大餐一次等。

尝试帮助比自己更自卑的人解决问题，你可以通过他人的心态了解你自己的心态，这会让你有意想不到的收获。

当然，更提倡创造性地运用自己觉得有效的方式来平衡心态。

家长视频

自信心可使孩子不怕困难，积极尝试，奋力进取，取得更多的知识和经验，争取更好的成绩。

鼓励、赞扬对增强孩子的自信心是很有益的，但须注意得当、得法。过度地或过于轻易地滥用鼓励和赞扬，会使孩子感到你不真诚、对他的期望过低，或不懂得什么才是真正值得赞扬的。最好是对孩子的行为或进步给予及时的、准确的反应，比如对他说：“我看到你已经学会分数的加减了。”“你的那首诗确实写得不错。”这比笼统地说“好极了”效果会好得多。

倾听孩子的想法和建议，让孩子自己想办法解决面临的问题，这能使孩子感到自己的智能和潜力。比如在孩子遇到困难时，让他自己想想有什么办法能解决问题，并采纳他的正确建议。这种采纳带给他的高兴和鼓励，恐怕不亚于成人在单位所提的合理化建议被采用。

让孩子感到自己有用。除了采纳孩子的建议外，还可引导孩子做对家庭、对别人有益的事，即使只是让孩子种种花草，买买东西。

让孩子多与人交往，参加集体活动并积极贡献自己的能力，感受到与他人之间的相互友谊、需要和依存。

克服困难、取得成功是自信心的自然结果，又是重要成因。完成某项任务、学会某项技能、取得某种成绩，都属此例。这里要注意的是，在激励孩子做某种具有挑战性的事情时，不要只是诱之以物质。最好把他们作为已有一定智力和能力的人，以自尊心、荣誉心来激发他们，这样才能保持激励的持久和深入。

互动平台

◎自信心测试

用“是”与“否”回答下列问题，回答“是”得1分，回答“否”得0分。

1. 一旦你下了决心，即使没有人赞同，你仍然会坚持做到底吗？
2. 参加晚宴时，即使很想上洗手间，你也会忍着直到宴会结束吗？
3. 如果想买性感内衣，你会尽量邮购，而不亲自到店里去吗？
4. 你认为你以后会成为最好的丈夫（或妻子）吗？
5. 如果店员的服务态度不好，你会告诉他们经理吗？
6. 你常常欣赏自己的照片吗？
7. 别人批评你，你会觉得难过吗？
8. 你很少对人说出你真正的意见吗？
9. 对别人的赞美，你持怀疑的态度吗？
10. 你总是觉得自己比别人差吗？

11. 你对自己的外表满意吗？
12. 你认为自己的能力比别人强吗？
13. 在聚会上，只有你一个人穿得不正式，你还会感到很自然吗？
14. 你是个受欢迎的人吗？
15. 你认为自己很有魅力吗？
16. 你有幽默感吗？
17. 目前的工作是你的专长吗？
18. 你懂得搭配衣服吗？
19. 危急时，你很冷静吗？
20. 你与别人合作无间吗？
21. 你认为自己只是个寻常人吗？
22. 你经常希望自己长得像某某人吗？
23. 你是否不太羡慕别人取得的成就？
24. 你会为了不使他人难过，而放弃自己喜欢做的事吗？
25. 你会不会为了讨好别人而打扮？
26. 你会不会勉强自己做许多不愿意做的事？
27. 你会不会任由他人来支配你的生活？
28. 你认为你的优点比缺点多吗？
29. 你经常跟人说抱歉吗？即使在不是你错的情况下。
30. 如果在非故意的情况下伤了别人的心，你会难过吗？
31. 你希望自己具备更多的才能和天赋吗？
32. 你经常听取别人的意见吗？
33. 在聚会上，你经常先跟别人打招呼吗？
34. 你每天照镜子超过三次吗？
35. 你的个性很强吗？
36. 你是个优秀的领导者吗？
37. 你的记忆力很好吗？
38. 你对异性有吸引力吗？

39. 你懂得理财吗？

40. 买衣服前，你通常先听取别人的意见吗？

分数为25~40：说明你对自己信心十足，明白自己的优点，同时也清楚自己的缺点。不过，在此警告你一声：如果你的得分将近40的话，别人可能会认为你很自大狂傲，甚至气焰太盛。你不妨在别人面前谦虚一点，这样人缘才会好。

分数为12~24：说明你对自己颇有自信，但是你仍或多或少缺乏安全感，对自己产生怀疑。你不妨提醒自己，在优点和长处各方面并不输人，特别强调自己的才能和成就。

分数为11分以下：说明你对自己显然不太有信心。你过于谦虚和自我压抑，因此经常受人支配。从现在起，尽量不要去想自己的弱点，多往好的一面去衡量；先学会看重自己，别人才会真正看重你。

3

LESSON

面对压力的自我心理调节

健康焦点

压力就是外界的各种刺激对身心所引起的不良影响。现在的学生由于课业繁重等原因，压力问题日益突出。轻微的压力可以轻松消除，随时间淡化，或因个人感受不同而逐渐转化为一种推动力，增加进取心。不过，从反面看，压力会引起不安、暴躁等情绪变化，对身体造成不良影响。

压力的表现方式因人而异，初期症状包括心理和生理两方面：生理的症状主要包括头疼、疲劳、失眠、消化不良、颈痛或背痛、食欲差或吃得过多。心理的症状主要包括紧张或焦虑、愤怒、消极、悲观、怨恨、易怒、玩世不恭和无法集中注意力等。

事实上，心理压力是成长过程中必不可少也必然会产生的一种心理状态。它的根源在于一种责任感的产生和对自己更高一步的要求。你要求自己做得很好、更好、最好，你想有一个美好的未来，而这一切绝非能一蹴而就。于是在起点与目标之间这种压力便督促我们不断前进。然而，过重的心理压力又确实会阻碍你的进步，使你滋生出易怒、自卑、忧郁等不良情绪。由此可见，没有压力不好，心理压力过重同样也不好。如何正确对待心理压力是最重要的。

如果你心理压力过重，那么你应该先尝试缓和它，郊游、画画、骑车、看球赛、听音乐……具体选择哪种办法要依个人性格爱好来定。每个人至少有一种对自己来说行之有效的方式，而最好能依靠自己——如果只依靠朋友，那朋友一旦远离自己，你就很难找回心理平衡了。

当你缓和了心理的重压,可以心平气和地坐在书桌前时，你应当正视这份心理压力了：它源自何处？如果来自自己的目标过高，不妨“化整为零”，制定一个个小目标来“逐级逼近”；如果是因为过分在乎自己在别人心目中的形象，不妨逐渐学会豁达与潇洒，拥有一颗平常心。

成长故事

2003年3月，武汉一名初中女生因学习压力太大，竟欲跳武汉长江二桥轻生。防暴民警苦劝一个半小时，并施计将其成功解救。另据报道，一位14岁的女中学生因学习压力过大，突发罕见先天性的脑出血疾病，在医院抢救8天后，她悄然离开人间。

某省在年龄11—19岁之间的中学生中进行了一次心理健康状况调查，结果令人忧虑：94%的中学生感到至少有一种心理压力。调查发现，只有6%的中学生感觉生活轻松，余下90%以上学生中，感觉学习成绩是最大压力的占72.8%，其次是自己的心情，再次是与同学的关系，来自父母关系和老师关系方面的压力分别为8.6%和5.5%。

特别提示

◎青春期心理压力大怎么办？

这里向你介绍一种“3R原则”。“3R原则”是国际上比较流行的减压原则：即放松（relaxation）、缩减（reduction）、重整（reorientation）。换句话说，是将减少遭遇压力源的机会、放松自己、重新调整要求或期望值三者结合起来，在已有的正面压力、自发压力与过度的压力之间寻求一个平衡点。

在日常生活中，如何调节自我来缓解压力？可以从小事着手来消除紧张情绪，缓解压力。

热爱学业：学生的天职是学习，从主观上树立热爱学习的精神，排除对学习的抵触情绪。

积极思考：停止消极的想法，重新考虑事物，变消极为积极。计划做一些有趣的事情。

坚持运动：制订一个锻炼的计划，有固定的锻炼时间、锻炼方式和锻炼频率。

注意饮食：有计划地多吃一些能促进健康的食物，食物的数量和种类要合理。

扩大交往：努力扩大社会交往，良好的人际关系对自己和他人都有好处。

适当放松：雕刻、听音乐等都是很好的放松方法，试一试，从中选择适合自己的方法，给个人的兴趣和爱好留些时间。

如果以上针对个人的减压方法不起作用，可以求助于专业机构或人士，例如心理医生或心理热线的工作人员。让这些专业人员来提供减压方法，合理安排时间，对缓解压力很有帮助。

家长视频

孩子临考时如何帮他缓解压力

1. **保持轻松愉快的心情。**家庭环境对孩子的精神状态影响极大。有的家长，在孩子考前有意或无意地制造出“一级战争”状态的气氛，这只会影响复习和考试。考期临近，家长要注意“减压”而不是“加压”，告诉孩子下工夫复习就行了，不要累坏身体。可适当抽些时间让孩子看看电视或听一段轻音乐，听（唱）一首自己喜欢的歌，和孩子聊聊天、说说笑话，或陪他们散散步等，帮助调节身心，保持心情舒畅，提高考试效率。

2. **合理安排休息。**临考前，有些孩子免不了有开夜车通宵达旦硬拼的想法。因此，要向孩子讲清道理，保证每天8小时的睡眠时间。更不要盯着他念书，或在孩子熄灯就寝之后，自己才敢合上眼，这样反而会增加孩子的压迫感。

3. **在生活上给以关怀。**考试前夕，孩子的身体在大脑的指挥下，神经内分泌系统处于功能上的亢奋状态，医学上称之为“应激状态”，加上用脑过度，孩子很容易出现吃饭不香、睡觉不沉、丢三落四、缺少信心等现象，如调整不好，还会出现失眠、神经衰弱的症状。因此，在考前一段时间，家长应尽量关心孩子饮食起居的每一个细节。

4. **保证充足的营养。**考前要注意饮食结构的变化，多吃各种蔬菜、水产品、水果等。考试期间，孩子可能心情紧张影响食欲，此时除去生冷、油腻食物外，可做些孩子想吃的清淡食物，以保证精力充沛。同时注意不滥用市场上的营养品，免得带来副作用。

互动平台

用500字描述一下你在某次压力下的心理状态（如学习压力、家庭压力，或与老师、同学交往的压力等），然后，对照上述方法进行自我心理调整。

4 LESSON

怎样提高耐挫能力

健康焦点

人生之事不如意者十之八九。的确，古今中外，任何一个人在成长的道路上都会遇到这样或那样的困难、挫折。挫折是一种普遍存在的心理现象。所谓挫折就是当人们在追求既定目标的过程中，遭遇种种干扰和障碍，致使无法实现目标而产生的一种消极的情绪状态。

挫折在人的一生中各个阶段都存在，只是表现不同而已，处在身心发育时期的中学生表现尤为明显。据调查，中学生的心理挫折主要存在于四个方面：

1. **学习方面**。学习成绩达不到自己的目标、没能考取理想学校、留级、无机会显示自己的才能和兴趣、求知欲得不到满足等。

2. **人际关系方面**。不受老师喜爱，经常受到批评；经常受到同学的排斥、讽刺；交不到可以讲心里话的朋友；父母的教育方式不当；亲子关系不良等。

3. **兴趣、愿望方面**。自己的兴趣得不到成人的支持，而受到过多的限制和责备；或由于生理条件的限制，不能达到自己的愿望等。

4. **自我尊重方面**。得不到老师和同学的信任，常受轻视和委屈；自感多方面表现都很好而没被评上“三好生”、没被选上班干部；个性、学习成绩都不如别人等。

现代的中学生很多都争强好胜、个性十足，却又经不起任何挫折和干扰的脆弱的“蛋壳心理”。因此，一旦遇到挫折的环境，或受到批评，往往会采取过激的行为；或攻击、或自责、或冷漠退让、或放弃追求，甚至出现轻生行为。因此，接受挫折教育，提高耐挫能力，对中学生具有特别重要的意义。

成长故事

据报载，19××年2月底，上海某重点大学24岁的女研究生×××，被一个年仅15岁的半文盲小女孩拐卖到山东郓城，当了农民宫长恩71天的“妻子”，受尽凌辱和折磨。她想逃走找不到路，想到过自杀：或触电、或上吊、或用刀划手腕、或找农药喝等，又缺乏勇气，也曾想过等玉米长高了从青纱帐里逃走……后来还是写了一首诗寄给她的导师，学校和有关组织才将其解救出来。诗是这样写的：“到处陷阱到处沟，此时祸来几时休，来日方长泪洗断，寻觅无望愁更愁……恩恩怨怨永难忘，来世报恩亦报仇。”这位女研究生是学工程的，成绩优良，从诗看文才也不差，但从其受到严重挫折后所采取的自救措施看，她的素质能力较差，她没能拒诱，缺乏理智、顽强和机智的策略。可见学校必须重视学生挫折和磨难适应能力的教育，加强耐挫折能力的培养。

特别提示

◎中学生如何面对失败与挫折？

1. **意识到挫折的存在性**。中学生应意识到挫折是客观存在的，人生并非处处美好、舒适，从而在心理上做好准备。如在读书、社会生活、与人交往等活动中可能出现挫折。

2. **意识到挫折的两重性。**挫折的结果一般带有两种意义：一方面可能使人产生心理的痛苦，行为失措；另一方面它又可给人以教益与磨炼。中学生应该看到挫折的两重性，不应只见其消极面，而应以乐观的态度对待生活中的挫折。

3. **保持适中的自我期望水平。**中学生正值精力充沛、朝气蓬勃的青春年华，生活充满了希望和幻想，对学习和生活难免抱有较高期望和较高要求，但由于对生活中所遇坎坷估计不足，对自身能力、知识水平缺乏全面认识，所以一旦遇到不顺利的事就容易产生挫折感。因此中学生在学习和生活中应根据自己的实际情况确定具体可行的目标，保持中等期望水平，同时注意不可轻易否定自己。

4. **培养积极乐观的人生观。**挫折可成为弱者巨大的精神压力，也可成为强者勇往直前的动力。要意识到坚强的性格需要个人有意识地磨炼，绝不是一朝一夕就可以获得的。歌德曾说过，倘不是就眼泪吃过面包的人是不懂人生之味的。所以，要树立坚定的目标，培养乐观精神，这样一来就能从逆境中奋起。

5. **创设条件，改变环境。**情绪反应总是在一定的社会情景中产生。因此改变挫折引起的环境，转移注意力，就可以达到消除消极情绪的效果。

6. **合理的宣泄。**人们在遭受挫折时产生的紧张情绪，必须通过某种形式得到发泄，否则积累过多，容易导致精神失常。不要把痛苦闷在心里，应当主动向老师、同学或亲友倾诉，争取别人的谅解、同情与帮助。

7. **寻求心理咨询，或寻求心理工作者的帮助。**通过个别交谈，排除心理障碍，达到摆脱矛盾、稳定情绪的理想效果。

家长视频

挫折是人生的必修课，一个人没受过任何挫折是一种不正常的现象。但是目前许多家庭对孩子却是过分保护，唯恐孩子受挫折。他们只求孩子学习成绩好，一切事情替孩子作出选择。从孩子的起床、穿衣到注意安全，为孩子创造了过于舒适的生活环境，提供种种优越条件，让他们免受一切挫折，以至使孩子缺乏生活的锻炼，养成依赖心理和养尊处优的不良品格，交往能力和适应环境能力极差，一旦挫折出现在他们面前时，就会惊恐万状，茫然无措，甚至容易因绝望而轻生。

一位美国儿童心理卫生专家说："有十分幸福童年的人常有不幸的成年。"很少遭受挫折的孩子长大后会因不适应竞争激烈和复杂多变的社会而深感痛苦。近年来，一种旨在提高孩子对挫折心理承受力的教育已在发达国家兴起。这种教育的核心是培养孩子一种内在的自信和乐观。

西方有一个颇为流行的观点：幸福既是一种外部的状态，也是一种内在的品质。幸福状态易来易失，如给孩子一件新玩具，孩子欢乐雀跃，但这种情绪很快就会消失；幸福的品质却十分稳定，这是一种感觉良好和乐观的素质。西方教育和心理卫生专家几乎公认，对挫折的良好心态是从童年和青少年时不断受挫和解决困难中学来的。父母和教师在培养孩子幸福品质方面起着重要的作用。

要培养出这种品质，父母应重视家庭中宽松的氛围，在父母把握大方向的前提下，尽可能给孩子更多的选择，而不应事事以自己的喜恶去强求一致。尽管有时孩子的选择是痛苦的，但他们可从中悟出点道理。每一位父母都应清醒地认识到他们不可能一辈子呵护孩子，孩子最终要到社会上摔打，建立广泛的人际关系，而这种关系是建立在子女与父母的人际关系以及父母与他人交往的基础上的，热情好客、待人诚恳宽容的父母对孩子有很好的影响。

西方挫折教育的另一重要内容就是培养孩子对受挫的恢复力。乐观的孩子不是没有痛苦，而是能很快从痛苦中解脱，重新振奋。父母和家长应认真培养孩子在"黑暗中看到光明"的自信心和技巧。此外，父母对生活的态度很大程度上影响孩子的认识。患得患失、斤斤计较的父母常常有同样品质的孩子。

挫折教育说白了就是使孩子不仅能从别人或外界的给予中得到幸福，而且能从内心深处激发出一种自找幸福的本能。这样在任何挫折面前才能泰然处之，永远乐观。

互动平台

请仔细阅读下面的故事。如果你遇到挫折和失败，会怎样做？

德国天体物理学家开普勒，从童年开始便多灾多难，在母腹中只待了7个月就早早来到了人间。后来，天花又把他变成了麻子，猩红热又弄坏了他的眼睛。但他凭着顽强、坚毅的品德发愤读书，学习成绩遥遥领先于他的同伴。后来因父亲欠债使他失去了读书的机会，他就边自学边研究天文学。在以后的生活中，他又经历了多病、良师去世、妻子去世等一连串的打击，但他仍未停止天文学研究，终于在59岁时发现了天体运行的三大定律。他把一切不幸都化作了推动自己前进的动力，以惊人的毅力，摘取了科学的桂冠，成为“天空的立法者”。

5
LESSON

巧妙制怒

健康焦点

愤怒是人类的基本情绪之一，常常是在个体的愿望不能实现或行动持续受到挫折时产生的。愤怒是有程度轻重之分的，从不满、气恼、气愤直到大怒、暴怒、狂怒等。愤怒是一种否定性情绪，虽说既有积极作用又有消极作用，但在日常生活中时常对他人发怒，则有损团结，不利于身体健康，表现出明显的消极作用。心理学研究表明，愤怒往往会导致攻击性行为，特别是在激烈地愤怒时，当事者不能意识到自己行为的意义和后果，失去意志控制力，易造成严重的社会危害，暴怒之下伤害人，甚至杀死人等，就酿成犯罪了。

成长故事

17岁的杀人犯罪嫌疑人小李被判死缓，后来改判无期徒刑。熟知他情况的人都说："小李走到今天这一步，他父亲要负很大一部分责任。"

李父性格极其暴躁，动辄殴打妻子。他打妻子上瘾后，也对儿子拳脚相加。有一次，小李没按时交作业，父亲知道后，把他吊起来打。从小时候起，父亲简单粗暴的行为方式和性格特征就在年幼的小李心里打下了深深的烙印。他也用同样的方式对待同学，读初一时，他就因打骂同学被学校记过处分。看着父亲对母亲和自己的施虐，小李越来越觉得家庭没有温暖，待在家中毫无安全感。他开始逃课，在外面流浪，和一些不三不四的人混在了一起，打架、闹事、偷东西成了家常便饭。一天，小李去看电影，因被一骑自行车的人压了脚，双方发生争吵，小李竟用水果刀捅死对方。当时他还未满18岁，如今小李正在铁窗下度过他漫漫人生。

由于长期受家庭暴力环境的"熏陶"，小李遗传了父亲的坏脾气，一句话不中听就动粗。由于经常受到暴力侵害，他的自我保护意识极强，敏感、多疑、易暴易怒、心胸狭隘、缺乏同情心。

特别提示

◎怎样控制你的情绪？

学习调适情绪是每个人的重要课题。我们要从提高生命质量出发，关注与发展自己的情感生活。青少年时期会碰到很多情绪问题。只要能用积极的心态去对待、真正拿出行动，任何情绪问题都能解决。控制情绪有六个基本步骤：

第一步，把你的感受说出来。在生活中人们往往会遇到一些负面情绪，青少年也不例外。其实只要体验自我的情绪状态，倾听自我内在的情绪对话，弄清情绪背后的真正原因，把引起情绪的前因后果说出来就好多了。大胆地用语言的或非语言的形式（找人谈、写日记、听音乐、进行体育活动等）把自己的感受表达出来。只要你肯花点时间去确认真正的感受，同时针对情绪提出一些问题，用客观理性的态度承认问题，那么就能降低所感受的情绪强度，可以很快地改变情绪状态。

第二步，从积极情绪想开去。认识情绪的积极作用十分重要。如果我们依赖情绪、一味地压抑情绪、钻牛角尖，不但没用，反而会更纠缠我们，经受内心的煎熬，难以找出问题的解决之道。因此，对负面情绪重新检讨、重新定位，学会从积极的情绪上想开去，尽量不与别人比，而与自己的过去比，从自我的纵向比较中发现自己的进步与成长，增加快乐和勇气。这种积极的比较能带你走向新一片蓝天。

第三步，利用新的信息换种情绪。当你为某种情绪所困时，要想把它摆脱掉的最有效的办法，就是运用下面四个问题改变情绪：“到底我想怎么样？”“如果我不想这么继续下去，那该怎么做呢？”“对于目前这种状况我应该如何处理才好？”“我能从其中学到些什么？”只要经常换个想法思考一下，那么就能从其中学到很多重要的东西。

第四步，相信自己能行，丰富情绪体验。建立七条自信信条：相信事在人为，自己能行；相信没有失败，只有结果；相信不论发生什么事，在于负责任；相信立即行动，不让细节拖慢前进的脚步；相信自己拥有丰富的潜能、无穷的智慧；相信学习能使自己变得快乐，工作能使自己生活充实；相信全力以赴，总会有良好结果。控制情绪最迅速、最简单、最有效的方法，就是回忆和反思过去曾经有用的经验，只要你决定按照上次成功的模式去做，带着信心，那么这一次依然会如上一次地有效。

第五步，在几种方法中选择改变情绪方式。要想能控制情绪，你必须对自己今天的做法有充分的信心才行。你可以再想出其他三四种可能的处理方法，把它们写在小纸片上，不时提醒你自己。情绪好时、快乐时多做智力活动工作；情绪差时、冲动时去做体力活动工作。这些可能的处理方法包括：改变你的认知、改变你的沟通方式或改变你的行动等。

第六步，立即拿出振奋心情的行动来。选择振奋，替代不高兴；选择振奋，会使你很容易地控制情绪。选择行动，立即去做，可以足以证明你确有能力控制自己。立即行动，跨出你的脚，伸出你的手，去跟想结交的人接触。千万别让自己陷于使不出力的情绪状态之中。

家长视频

如何教孩子学会控制情绪?

由于孩子对自己情绪的控制能力比较差，他们时不时地发“小脾气”是常见的事情，有时不见得是什么异常现象，也不需要特别地加以“控制”，大人采取视而不见的冷处理办法，孩子的脾气可能很快就烟消云散，正所谓来得快、去得也快。这时若加以“控制”反而不一定对孩子有什么好处，只要孩子的脾气不是太过火，对别人不造成损害，可以随便由他，这样，孩子就会发现，发脾气并没有什么好玩之处，其脾气可能就会越来越小，最后也许就很少发脾气了。

让孩子学习控制情绪，首先应尽量做到使孩子在合理范围内有充分表达情绪的权利，因为孩子能够充分地、合理地表达自己的情绪，正是孩子心理发育基本健康的标志。但毕竟是孩子，他的情绪表达方式难免会有偏颇，有时会发生对己和他人都不利的情绪过激现象，例如孩子因发脾气与别的孩子争吵打架，可能伤着自己和对方，冲着长辈和老师发脾气则是不礼貌行为，或者脾气上来碰头捶胸、摔砸物品等都是不合情理的。遇到这些情况时，父母不应视而不见，而要采取一致意见进行严厉制止，让孩子知道发泄情绪也应有一定的界限，自己发泄情绪不应损害别人的利益和损害物品。孩子长大一些时，则尽量鼓励孩子用语言表达自己的情绪，告诉他遇到问题时要讲道理、说缘由，而不要动不动就乱闹、发脾气。

生活中经常会发生一些不愉快事件，这些事件会影响人们的情绪，尤其是遭受挫折时，人们会沮丧、抑郁，孩子也不例外。例如，孩子在学校没有考好，没有被评上三好学生等，这时比较要强的孩子就会出现明显的挫折感，表现得话少、紧张、沉默，如果孩子能够在较短时间内自我调节过来，那么家长也就不必担心。如果孩子经过一段时间还是情绪不好，父母就应该干预。比如，孩子因为考试成绩差了一些而不高兴，父母就可以根据具体情况帮孩子分析原因，必要时可帮助孩子把期望值放得低一些，孩子可能就会变得心平气和了。

有时孩子也可能因为在某一方面做得很出色而受到某种奖励，这时孩子可能出现很高兴的情况，这也是正常的，可以让孩子尽情地高兴一阵，并对孩子取得的成绩给予表扬，但同时也要告诉孩子不能因为这一点成绩骄傲自满。另外，要使孩子养成良好的情绪表达习惯，父母首先应对自己的情绪表达方式进行反省，因为父母的榜样作用会在很大程度上影响孩子。父母对孩子比较粗暴，会使孩子减少或缺乏学习用语言正确表达情感的机会，也就有可能最终学会粗暴待人等不良习惯，这会对孩子的未来造成消极影响。

互动平台

1.自己创设的几个能令你感到生气的情境，并思考：怎样看待“发怒”，为什么说一般情况下发怒是不良情绪的激烈反应？

A.一天中午，小华不小心把碗里的菜汤泼在了小丽新买的衣服上……

B.放学时，不知谁拿错了小张的雨衣，而这时正在下倾盆大雨……

C.小叶好心把一个被人家撞倒的老人扶了起来，结果人家反而说是小叶撞倒了老人……

2.填写表格，选择一个最容易“制怒”的方法。

情　境	我的“制怒”方法	我的建议
A		
B		
C		

6

LESSON

喜欢顶牛——逆反心理

健康焦点

所谓逆反心理是指为了维护自己的自尊，对别人的要求采取相反态度的一种心理。这就是人们常说的，某某人不听话，叫他往东，他偏往西；叫他往西，他偏往东。逆反心理几乎人人都有，但中学生的逆反心理较明显，而且危害性大。青少年时期，由于主、客观两方面的原因，会使青少年很容易产生逆反心理。主观上来说，青少年时期是由童年向成年的过渡时期，由于身心迅速发展和变化，青少年的独立意识逐渐觉醒和增强，他们希望摆脱大人的监管。但是，他们的身心发育尚未成熟，经济上还不能独立，因此，他们处于矛盾的心理之中。他们感到甚至担心外界忽视自己的独立性，因而就用“对着干”的方法，来确定自己的独立性。其表现为不受教、不听话、顶牛、对着干、偏要干、自暴自弃等。逆反心理得不到及时纠正，会使他们荒废学业、犯错误，甚至有的还走上犯罪道路。客观上讲，教育的不适应，也会导致青少年产生逆反心理。逆反心理对青少年的身心会带来危害，比如说会导致其孤僻、冷漠、多疑的性格，使其对生活失去信心，采取消极被动的态度对待事业和生活。

成长故事

青年小炎是一位高中二年级学生，在班上，总是喜欢和老师、同学顶牛，常常与他们对着干。说话时喜欢抬杠，总是说出与别人相反的观点，别人说这，他偏要说那；老师要他做那，他偏要做这，以此来表示自己有能耐。老师表扬某位同学的成绩好，他偏偏说那位学生有这问题、那问题。

某位学生被评上了三好学生，他总是对人家产生怀疑和否定。但如果那位学生受到批评和处分，他反而为其鸣不平。对学校进行思想教育和校规校纪教育，他总是采取消极抵制的态度。在家里，小炎也不服父母的管教，虽然他知道爸爸妈妈对他好，爱他，可他总说："爸、妈，我都这么大了，遇事我有自己的主见，你们不要干涉我行不行?"小炎总是认为爸爸妈妈仍然把他当作小孩来看，而他却希望摆脱爸爸妈妈的监护，要求把自己当成人来看，遇事抬杠、顶牛，以显示自己的独立主见。

特别提示

◎怎样才能消除逆反心理?

首先，要培养自己的社会心理适应能力，使自己在广阔的社会中，陶冶思想情操，树立正确的人生观和世界观，去做一个对社会有贡献的人才。

其次，作为青少年本身，要正确认识自我，努力改善自我。

此外，家长和老师要改善教育的方式，按照青少年自身的心理特点教育青少年，减少说教，尊重青少年，以心换心。

家长视频

随着孩子一天天地长大，父母的烦恼就增加了，家长总觉得孩子越大越不听父母的话，越难管教。孩子的要求得不到满足时，易与父母产生对立情绪，出现所谓的"逆反心理"。这种逆反心理大致出现在10—20岁的孩子中，是孩子成长过程中必然会出现的一种心理状态。

逆反心理的对待方法可归纳为以下三个方面：

1. 由孩子的强烈好奇心和求知欲望所引起，家长越是不想让孩子知道的事情和得到的东西，他就越想知道和得到，这时家长要学会与孩子在情感上交流的技巧。

2. 由于父母的教养方法不当。父母采取"专制"的方法教育，而该时期的孩子独立意识强，故意要显示自己的能耐，加上情绪不稳定，所以显示“抗上”的逆反心理。家长要针对孩子自尊心强的特点，尊重他的“自决权”，即使出了些差错也不要过多责怪。

3. 多数家长缺乏心理学知识，不能掌握孩子心理发展的规律，孩子一旦和家长发生抵触，做家长的总喜欢摆出长辈的样子。采取“高压”政策，会导致孩子的逆反心理逐渐升级，有的孩子甚至出现说谎、逃学等不良行为。家长应该经常与孩子谈心，交换彼此想法，对孩子说话要真诚、恳切。

互动平台

自测：你是否有强烈的逆反心理

对下列题目，做出“是”或“否”的回答。

1.你不喜欢按照别人说的去做吗？

2.你是否认为绝大多数规章制度都是不合理的，应该废除？

3.如果父母再次叮嘱同一件事，你就感到厌烦吗？

4.你欣赏与老师对着干的同学吗？

5.你经常考虑事情的反面吗？

6.你是否对班干部指手画脚很讨厌，而故意不按他的要求去做？

7.老师和父母越是要你用功学习，你越是不想学吗？

8.老师的话很多都是有漏洞、有问题的吗？

9.你喜欢与众不同吗？

10.违反学校里的某些规定使你感到一种快乐吗？

11.别人的批评常常引起你的反感和愤怒吗？

12.你是否认为老师有很多缺点和错误？

13.对别人不敢干的事你特别想尝试一下吗？

14.你喜欢搞恶作剧使被捉弄者痛苦或愤怒吗？

15.你是否觉得父母和老师不应该为一些小事大惊小怪、小题大做？

16.你蔑视权威吗？

17.对批评你的人，你感到讨厌和恼恨吗？

18.你是否认为冒险是一种极大的快乐？

19.你习惯上总是按照大多数人说的去做吗？

20.对你感到没有意思的事，别人怎么说你也不会好好去干吗？

21.你特别爱做令人大吃一惊的事吗？

22.人们对你很不重视吗？

23.一旦决定了干一件事，不管别人指出这件事多么地成问题，你也不会改变主意吗？

24.你总是对老师表扬的同学感到反感，不想理那个同学吗？

25.你喜欢干一些能引起很多同学注意的事吗？

26.当你被别人说得火冒三丈时，你就会偏不照他说的去做吗？

27.你讨厌那些当班干部的同学吗？

28.你认为上课时出现一些老师没有意料到的情况令人开心吗？

29.对伤了你自尊心的人，你是否要给他添一些麻烦，让他感到你是不好惹的？

30.越是禁止的东西，你越想设法得到吗？

评分规则：

第19题答“是”记0分，答“否”记1分。其余各题答“是”记1分，答“否”记0分。各题得分相加，统计总分。

你的总分________________

0~9分：你的逆反心理很弱。这使你只干并且只喜欢干该干的，不去干不该干的。

10~20分：你存在一定的否定倾向。激动时你可能丧失理智，意气用事，有时做一些不该做的傻事。

21~30分：你有相当严重的逆反心理。你所想的和所干的总是与众不同，与习俗和规定不符。如果你不清醒地意识到这一问题，并不努力加以克服，你只能是一个不受大家欢迎的独行者。

7

LESSON

不要过分依赖父母

健康焦点

古时候，有一对夫妇晚年得子，十分高兴，把儿子视为掌上明珠，什么事都不让他做。由于过分疼爱，儿子长大以后连起码的生活也不能自理。一天，夫妇要出远门，担心儿子饿死，便想了一个办法：临行前烙了一张中间带眼儿的大饼，套在儿子的脖子上，告诉他想吃的时候就咬一口。可是，儿子只知道吃脖子前面的饼，不知道把后面的饼转过来吃。等他们出门回来时，大饼只吃了不到一半，而儿子竟活活饿死了。

现实生活中类似的现象也不能说没有，特别是如今大多数家庭都是独生子女，父母、爷爷奶奶、外公外婆都视之为宝贝，孩子的日常生活严重依赖亲人，造成长大以后生活自理能力极差。人应该是独立的。独立行走，使人脱离了动物界而成为万物之灵。当你跨进青春之门的时候，你就开始具备了一定的独立意识，但对别人尤其是父母的依恋常常困扰着自己。依赖，是心理断乳期的最大障碍。随着身心的发展，你一方面比以前拥有了更多的自由度，另一方面却担负起比以前更多的责任，面对这些责任，有些人感到胆怯，无法跨越依赖别人的心理障碍。依赖别人，意味着放弃对自我的主宰，这样往往不能形成自己独立的人格。他们容易失去自我，遇到问题时，自己不去动脑筋，往往人云亦云，赶时髦，易产生从众心理。

依赖心理主要表现为缺乏信心，放弃了对自己大脑的支配权；往往表现出没有主见，缺乏自信，总觉得自己能力不足，甘愿置身于从属地位。总认为个人难以独立，时常祈求他人的帮助，处事优柔寡断，遇事希望父母或师长为自己作出决定。依赖性强的学生喜欢和独立性强的同学交朋友，希望在他们那里找到依靠，找到寄托。学习上，喜欢让老师给予细心指导，时时提出要求，否则，他们就像断线的风筝，没有着落。在家里，一切都听父母摆布，甚至连穿什么衣服都没有自己的主张和看法。一旦失去了可以依赖的人，他们会常常不知所措。

具有依赖性格的青少年，如果得不到及时纠正，发展下去有可能形成依赖型人格障碍。依赖性过强的人需要独立时，可能对正常的生活、工作都感到很吃力，内心缺乏安全感，时常感到恐惧、焦虑、担心，很容易产生焦虑和抑郁等情绪反应，影响心身健康。

成长故事

某报曾载有个学生考取了出国留学生，但该生一想到出国后没人给他洗衣，没人照顾他的生活就感到恐惧，最后只好放弃出国机会。

特别提示

◎要克服依赖心理,可从以下几个方面着手:

1. 要充分认识到依赖心理的危害。要纠正平时养成的不良习惯，提高自己的动手能力，多向独立性强的同学学习，不要什么事情都指望别人，遇到问题要作出属于自己的选择和判断，加强自主性和创造性。学会独立地思考问题，独立的人格要求独立的思维能力。

2. 要在生活中树立行动的勇气，恢复自信心。自己能做的事一定要自己做，自己没做过的事要锻炼做。正确地评价自己。

3. 丰富自己的生活内容，培养独立的生活能力。在学校中主动要求担任一些班级工作，以增强主人翁的意识，使自己有机会去面对问题，能够独立地出主意、想办法，增强独立的信心。在家里，自己该干的事要自己去干，如穿衣、洗碗、打扫卫生等，不要什么事都推给爸爸妈妈，做个“小地主”。在学校，除了学习好外，要多参加集体活动，学会去帮助他人。

4. 多向独立性强的同学学习。多与独立性较强的同学交往，观察他们是如何独立处理自己的一些问题的，向他们学习。同伴良好的榜样作用可以激发你的独立意识，改掉依赖这一不良性格。

家长视频

1. 在家里，父母应该放手让孩子干他们应该干的事，如洗衣、洗碗，甚至买菜、做饭，不要什么父母都大包大揽。在学校，老师应该多给学生一些劳动和实践的机会，来锻炼他们的意志。

2. 办什么事、想什么问题，父母要鼓励孩子有自己的见解。过度专制的家长总是一味否定孩子的思想，时间一长，孩子就容易形成依赖父母的思维模式。这种教育方式剥夺了学生独立思考、独立行动的能力和增长经验的机会，也妨碍了孩子个性独立性的发展。

3. 让孩子多参加集体活动，教育他们学会去帮助他人，热心地帮助他人。

互动平台

1.你的年龄是(　　)岁？

2.你在生活上还需要父母为你做什么？

A.洗衣、做饭(　　)

B.打扫你的房间(　　)

C.所有事情(　　)

3.你在心理上依赖父母吗？是否凡事都没有主意，需要父母帮你办理？

8

LESSON

无事莫猜疑

健康焦点

猜疑者整天疑心重重、无中生有，认为人人都不可信、不可交。如有的人见到几个同学背着他讲话，就会怀疑是在讲他的坏话；老师有时对他态度冷淡一些，又会觉得老师对自己有了看法等等，成天提心吊胆地学习、生活，内心总有解不开的疑惑，总有摆脱不了的矛盾，活得很累。这种人心有疑惑，不愿公开，也少与人交心，整天闷闷不乐、郁郁寡欢。由于自我封闭，阻隔了外界信息的输入和对人间真情的感悟，便由怀疑别人发展到怀疑自己、怀疑自己的能力，失去信心，变得自卑、怯懦、消极、被动。产生猜疑心理的主要原因是：

1. **作茧自缚的封闭思路。**猜疑一般总是从某一假想目标开始，最后又回到假想目标，就像一个圆圈一样，越画越粗，越画越圆。最典型的例子就是“疑人偷斧”的寓言了：一个人丢失了斧头，怀疑是邻居的儿子偷的。从这个假想目标出发，他观察邻居儿子的言谈举止、神色仪态，无一不是偷斧的样子，思索的结果进一步巩固和强化了原先的假想目标，他断定贼非邻子莫属了。可是，不久在山谷里找到了斧头，再看那个邻居儿子，竟然一点也不像偷斧者。现实生活中猜疑心理的产生和发展，几乎都同这种封闭性思路主宰了正常思维密切相关。

2. **对环境、对他人、对自己缺乏信任。**古人说：“长相知，不相疑。”反之，不相知，必定长相疑。不过，“他信”的缺乏，往往又同“自信”的不足相联系。疑神疑鬼的人，看似疑别人，实际上也是对自己有怀疑，至少是信心不足。有些人在某些方面自认为不如别人，因而总以为别人在议论自己，看不起自己，算计自己。一个人自信心越足，越容易信任别人，越不易产生猜疑心理。

3. 对交往挫折的自我防卫。有些人以前由于轻信别人，在交往中挨过骗，蒙受了巨大的精神损失和感情挫折，结果万念俱灰，不再相信任何人。

特别提示

1. 坚持“责己严，待人宽”的原则。猜疑心重的人，大多对自己要求不高，对别人倒多少有些苛求。如果对别人的要求不那么高，就不会把别人的言行变化看得那么严重，许多无端猜疑就从根本上失去了产生的基础。另一方面，对别人的苛求往往也同对自己的迁就形影相随，倘若对自己要求很严格，就不会无端猜疑别人是否做了不利于自己的事，讲了不利于自己的话，决不会在心里疑神疑鬼，自寻烦恼。

2. 用理智力量克制冲动情绪的发生。当发现自己开始怀疑别人时，应当立即寻找产生怀疑的原因，在没有形成思维之前，引进正反两个方面的信息。如“疑人偷斧”中的那个农夫，如果失斧后冷静想一想，斧头会不会是自己砍柴时忘了带回家，或者挑柴时掉在路上，那么，这个险些搞僵他同邻人关系的猜疑，或许根本就不会产生。现实生活的许多猜疑，戳穿了是很可笑的，但在戳穿之前，由于猜疑者的头脑被封闭性思路所主宰，却会觉得他的猜疑顺理成章。此时，冷静思考显然是十分必要的。

3. 培养自信心。每个人都应当看到自己的长处，培养起自信心，相信自己会与周围处理好人际关系，会给别人留下良好的印象。这样，当我们充满信心地进行工作和生活时，就不用担心自己的行为，也不会随便怀疑别人是否会挑剔、为难自己了。

4. 学会使用“自我安慰法”。一个人在生活中，遭到别人的非议和流言，与他人产生误会，没有什么值得大惊小怪的。如果觉得别人怀疑自己，应当安慰自己不必为别人的闲言碎语所纠缠，不要在意别人的议论，这样不仅解脱了自己，而且还取得了一次小小的精神胜利，产生的怀疑自然就烟消云散了。

5. **及时沟通，解除疑惑。**猜疑者生疑之后，冷静地思索是很重要的，但冷静思索后如果疑惑依然存在，那就该通过适当方式，同被疑者进行推心置腹的交心。若是误会，可及时消除；若是看法不同，通过谈心，各自的想法为对方所了解，也有好处；若真证实了猜疑并非无中生有，那么，心平气和地讨论，也有可能使事情解决在冲突之前。

互动平台

《三国演义》中有这样一段描写：曹操刺杀董卓的计划败露后，与陈宫一起逃至吕伯奢家。曹、吕两家是世交，吕伯奢一见曹操到来，本想杀一头猪款待他，可是曹操因听到磨刀之声，又听说要“缚而杀之”，便大起疑心，以为要杀自己，于是不问青红皂白，拔剑误杀无辜。这是一出由猜疑心理导致的悲剧。

读了上面的故事，请思考：猜疑心态会造成怎样的危害？

9 LESSON 战胜孤独

健康焦点

孤僻多见于内向型的青少年，主要表现在不愿与他人接触，对周围的人常有厌烦、鄙视或戒备的心理。具有这种个性缺陷的人猜疑心较强，容易神经过敏，办事喜欢独来独往，但也免不了为孤独、寂寞和空虚所困扰。因此，孤僻对青少年的身心健康十分有害。

孤僻的人缺乏同学、朋友之间的欢乐与友谊，交往需求得不到满足，内心很苦闷、压抑、沮丧，感受不到人世间的温暖，看不到生活的美好，容易消沉、颓废、不合群，缺乏群体的支持，整天提心吊胆地过日子，忧心忡忡，易出现恐惧心理。被这种消极情绪长期困扰，也会损伤身体。

1. 幼年的创伤经验。研究表明，父母离婚是威胁当代儿童精神健康的重要因素之一。儿童过早地接受了烦恼、忧虑、焦虑不安的不良体验，会使他们产生消极的心境甚至诱发心理疾病。缺乏母爱或过于严厉、粗暴的教育方式，子女得不到家庭的温暖，会变得畏缩、自卑、冷漠、不相信任何人，最终形成孤僻的性格。

2. 交往中的挫折。在人际交往中受过挫折的人，由于“一朝被蛇咬，十年怕井绳”的心理，往往不愿和别人交往。

成长故事

张鹏的父母都是单位的领导干部，经常加班、出差和应酬，极少留在家中，对张鹏的关心只停留在日常的衣食和金钱的满足上，一家三口一个星期难得有几次同桌吃饭，家中根本无人关心他的喜与忧。张鹏放学回家望着豪华而冷清的家，孤独空虚的感觉就会从心底升起。他在写给同学的信中说：“……我经常独自一个人在麦当劳呆坐一个多小时也不愿回家，有时回到家中心情就极其恶劣，或者是放声大哭，或者是发脾气摔东西……”

特别提示

◎要想改变孤僻的性格，要做到：

1. 端正认识。一方面要正确认识孤僻的危害，敞开闭锁的心扉，追求人生的乐趣，摆脱孤僻的缠绕；另一方面正确地认识别人和自己。孤僻者一般都不能正确地认识自己，有的自恃比别人强，总想着自己的优点、长处，只看到别人的缺点、短处，自命不凡，认为不值得和别人交往；有的倾向于自卑，总认为自己不如人，交往中怕被别人讥讽、嘲笑、拒绝，从而把自己紧紧地包裹起来，保护着脆弱的自尊心。这两种人都需要正确地认识别人和自己，多与别人交流思想，沟通感情，享受朋友间的友谊与温暖。

2. **优化性格**。多参加正当、良好的交往活动，在活动中逐步培养自己开朗的性格。要敢于与别人交往，虚心听取别人的意见，同时要有与任何人成为朋友的愿望。这样，在每一次交往中都会有所收获，丰富知识经验，纠正认识上的偏差，获得友谊，愉悦身心。长此以往，孤僻者就会喜欢交往，喜欢结群，变得随和了。

互动平台

你的同学中有性格孤僻的人吗？请试着走近他，倾听他的内心世界。

10

LESSON

你嫉妒别人吗？

健康焦点

嫉妒是对他人的优越地位在心中产生的不愉快的情感，俗称“红眼病”。由于看到别人的长处，自己无力或不愿改变现状，于是就会对对方表示不满、愤恨，甚至加以损害。

嫉妒心理的表现为：

1. **不承认别人的成绩和进步**。别人明明成绩好，进步大，或某方面发展较快，却视而不见，不予承认。

2. 贬低别人的成绩和进步。这与第一种表现常常伴随发生。贬低的方式，常见的是把别人成绩、进步的取得说成是偶然的、投机的。如说某位同学“死读书”、“靠死记硬背才得好分数”，或者说他“运气好，题目让他猜中了”。有时候，以明褒暗贬的形式出现，话讲得很好听，而其中的味道却是酸溜溜的。

3. 对成绩、进步比自己大的人表现出整体的怨恨嫉妒。发展下去，会突破就事论事的范围，而对嫉妒对象的所有行为都表示怨恨。这时，嫉妒者的理智已经被嫉妒所主宰，造谣中伤、幸灾乐祸、挑拨离间、公开侮辱等极其错误的行为都可能发生，其后果是破坏性的。因此，必须引起充分的注意。

成长故事

鑫鑫生长在知识分子的家庭，父亲对他要求非常严格，但由于学习基础较差和生性好动，以及好玩的性格特点，鑫鑫总是不能长时间静下心来坚持学习，学习成绩始终保持在班里的中下水平。而与他原来水平相差不远的小华经过不断的努力，学习成绩逐步提高。面对着老师对小华的赞扬和父亲对自己的责骂，鑫鑫的心理发生了明显的扭曲，他开始想方设法攻击小华，挑拨小华与同学的关系。过分的嫉妒心使他性格变得古怪起来，神经过敏，总怀疑别人与他过不去。

特别提示

◎以下的方法可使你从嫉妒的泥潭中走出来：

1. 变别人带给自己的压力为动力。

嫉妒不是一种孤立的心理活动，而是受理想、信念和世界观等因素制约的。嫉妒恰恰是偏离了正确方向的自尊心，是畸形的自尊心。它把自尊理解为高高地凌驾于别人之上，自己只能超过别人，决不容忍别人超过自己。所以，有嫉妒心理的人是自私狭隘的。嫉妒心强的人只有逐步树立起崇高的生活目的和理想，树立正确的世界观，那种唯我独尊、显示自己、沽名钓誉的嫉妒心理才能从根本上得到清除，才能与别人友好相处，把别人的进步给自己带来的压力变为动力，推动自己发展、进步。

2. 冷静、客观、正确地认识自己。

“金无足赤，人无完人”，每个人都有长处，也有不足，要善于取别人之长，补自己之短，摆正自己和别人的位置，进行心理“互换”，尊重、理解别人。

3. 把精力用到学习中去。

每一时期都为自己规定一个奋斗目标，孜孜不倦地为实现这个目标而努力，不断地对自己提出更高的要求，从而不断努力，这样便不容易被周围的变化所左右，嫉妒心理就很难形成。

4. 正确看待人生价值。

正确看待人生价值，你就能摆脱一切私心杂念，心胸开阔，不计较眼前得失，更不会花时间和精力去嫉妒他人的成功了。一个埋头于自己的事业追求的人是无暇顾及别人的事的。俗语说“无事生非”正是这个道理。一个人没有理想，胸无大志，无所事事，就会去挑别人的刺，寻别人的短，自己不进取，却去阻碍他人前进，唯愿众人都平庸度日，相安无事。

5. 发挥自我优势。

追求万事超人前既无必要，也不可能。某些方面自己不如人，但却可能在另外一些方面做得更好。所以要学会全面地认识自己，既看到自己的长处，又正视自己的差距，扬长避短，发现并开拓自身的潜能，不断提高自己，力求改善现状，开创新局面。

6. 培养达观的人生态度。

人生本来就是一个大舞台，每个人都有自己适合的角色，人人是“自得其所”，各有归宿；要有勇气承认对方有比自己更高明更优越的地方，从而重新认识、发现和创造自己。这样就能从病态的自尊心和自卑感中解放出来，从嫉妒的泥潭中自拔出来。

7. 密切交往，加深理解。

许多嫉妒心理是由误解产生的。嫉妒者误认为对方的优势会造成对自己的损害，从而耿耿于怀。所以要打开心扉，主动接近，加强心理沟通和交流，避免发生误会，即使发生了也要及时妥善地消除。

家长视频

孩子为什么会嫉妒别人？对他的成长有何影响？

嫉妒的原因，一是缺乏自信，二是心胸狭隘。从起因上看，主要有因竞争受挫而产生的嫉妒心理；有因教师对他人的表扬而造成的嫉妒心理；有因自己容貌欠美、身材欠佳而对生理条件优越的同学产生的嫉妒心理；有因自己家境贫寒而对家庭社会、经济地位高的同学产生的嫉妒心理等等。嫉妒心理对孩子的成长是极其不利的：

1. **嫉贤妒能，有碍于人际关系的和谐。**憎恨或怨恨能干的人，必然在言行上有所表现，或耍态度，讽刺打击；或制造尴尬，疏远冷淡；或造谣中伤，诋毁对方。所有这些都会严重破坏同学间的友谊。

2. **嫉妒心理有害于自己的身心健康。**善嫉妒的人不仅在生活上是苦涩的，精神上备受折磨，而且还给自己生理上造成危害。嫉妒能造成人体内分泌紊乱，肠胃功能失调，心理上陷入苦海，不能自拔。可见，嫉妒实质上是一种以自我为中心的病态心理。正如诗人艾青所说："嫉妒——心灵上的肿瘤。"巴尔扎克也说过："嫉妒者的痛苦比任何人的痛苦更大，他自己的不幸和别人的幸福都使他痛苦万分。"

互动平台

想想看，当同学的成绩超过你时，你是想诚心诚意地向他学习，还是心里面不是滋味？当同学的学习用品比你的高级，或是穿了件比你漂亮的衣服时，你心里是如何想的？

11 LESSON

虚荣是致命伤

健康焦点

虚荣心理在青少年中表现较为突出。例如，为了得一个好分数，有面子，考试偷看作弊；为了引得同学羡慕，过分化妆打扮等。

虚荣心与人的自尊有关。人人都有自尊心，当自尊心受到损害或威胁，或过分自尊时，就可能产生虚荣心。

虚荣心与赶时髦有关。时髦是一种社会风尚，是短时间内到处可见的社会生活方式。虚荣心强的人特爱赶时髦，崇拜偶像。

虚荣心还掩盖着一种深层心理缺陷。具有虚荣心理的人，多存在自卑与空虚。虚荣只是一种补偿作用，竭力追慕浮华，以掩饰心理缺陷。

青少年有虚荣心理，其危害是显而易见的。一方面，虚荣心强的人，易表现出嫉妒，并有破坏性行为发生，如打击、挖苦、讽刺等。这不利于青少年人格的塑造。另一方面，虚荣心强的人，难以有远大理想，由于注重眼前虚荣利益，他一般难以把心用在学习上，从而影响学习。

另外，虚荣心强的人，不会有很好的朋友和良好的人际关系，有时由于无条件满足其虚荣心，还很容易导致他犯罪或受骗。

成长故事

家境贫寒的李峥刚刚读高中，为了追求时髦，不惜借钱购买高档衣服，还借钱买了项链、戒指来炫耀自己。周围人羡慕地夸她有钱，她只说是爸爸妈妈帮她买的。有一天门口堵满了要债的人，周围的人才明白过来是怎么回事儿。从此，大家都躲着她走，她也为此陷入了苦恼之中。

特别提示

◎虚荣心的自我调适

1. **树立正确的荣辱观**。即对荣誉、地位、得失、面子要持有一种正确的认识和态度。人生活在这个世界上要有一定的荣誉与地位，这是心理的需要，也是生存的需求，每个人都应十分珍惜和爱护自己及他人的荣誉与地位，但是这种追求必须与个人的社会角色及才能一致。“面子”不可没有，也不能强求，如果“打肿脸充胖子”，过分追求荣誉，显示自己，自己的人格就会受到歪曲。同时也应正确看待失败与挫折，“失败乃成功之母”，必须从失败中总结经验，从挫折中悟出真谛，才能自信、自爱、自立、自强，从而消除虚荣心。

2. **在社会生活中把握攀比的尺度**。社会比较是人们常有的社会心理，但要把握好攀比的方向、范围与程度。从方向上讲，要多立足于社会价值而不是个人价值的比较，如比一比个人在学校和班上的地位、作用与贡献，而不是只看到个人学习成绩的好坏，以及是否被评为三好学生。从范围上讲，要立足于健康的而不是病态的比较，如比实绩，比干劲，比投入，而不是贪图虚名，嫉妒他人，表现自己。从程度上讲，要从个人的实力上把握好比较的分寸，能力一般的就不要与能力强的相比。

3. **学习良好的社会榜样**。从名人传记、名人名言中，从现实生活中，以那些脚踏实地、不图虚名、努力进取的革命领袖、英雄人物、社会名流、学术专家为榜样，努力完善人格，做一个实事求是、不自以为是的人。

4. **对不良的虚荣行为进行自我心理纠偏**。如果已出现自夸、说谎、嫉妒等病态行为，可以采用心理训练的方法进行自我纠偏，这种方法源于条件反射的负强化原理。即当病态行为即将或已出现时，给自己施以一定的自我惩罚，如用套在手腕上的皮筋反弹自己，以求警示与干预。久而久之，虚荣行为就会逐渐消退，但这种方法需要超人的毅力与坚定的信念才能收效。

家长视频

孩子们对虚荣的父母们的评价

◇三天两天就打一个电话来，不是问在班上排第几名，就是唠叨MBA的事，还以为我在上中学呢。

◇我17岁的时候，连穿什么衣服都还必须得到父母的批准。

◇许多人考上好的大学是他本身就有这种愿望，就很努力，与家长管教没有必然的关系。家长不管教他，他照样可以考上名校。

◇由于家长既有的虚荣心，他们往往不注重孩子的真才实学，不注重孩子的内心世界，不注重孩子的全面发展。

◇不要让孩子成为人上人，也不要让孩子成为人外人，要让孩子成为人中人。不要让父母的虚荣心使子女那样累，解放他们吧!

◇不少家长总是喜欢把自己的意愿强加到孩子身上，拼命将孩子打造成为他们想要成为的那种人，如果孩子心理素质都不错还能挺得住，如果差了，就会适得其反。

互动平台

列出10种你认为是虚荣的行为，制成表格，并提出解决的方法。

12
LESSON

忘掉忧郁，快乐的日子就会到来

健康焦点

抑郁是一种消极的情绪体验，它是遭受挫折，面对巨大压力等之后的沮丧和失望。抑郁心理的表现有以下几个方面：

1. 看问题从消极悲观处着眼，结果对生活兴趣减退，对前途悲观，甚至有厌世感，严重的会有自杀倾向。

2. 对待事物过分认真，缺乏灵活性，易自寻烦恼。

3. 一些细微的小事就能引起忧愁和苦闷，常常愁眉不展、长吁短叹。

成长故事

超负荷的学习担子，使丽敏精神紧张，寡言少语，忧心忡忡。丽敏学习成绩很好，平时测验、考试总排在班上的前几名，但她对自己的要求非常严格，于是整天埋头学习，在一次考试中取得全班第一。在获得老师表扬的同时，也受到一些同学的闲言闲语，说她这次成绩是偶然的，她听了这些话后总是担心下次被别人超过，不能保持第一，满脑子是问号："有人超过自己怎么办？"由于过分担心，直到深夜也无法入睡，第二天上课无精打采，并显得极为抑郁。这是由于不能正确处理同学之间的正常竞争，压力过大产生了严重的紧张情绪，从而导致的抑郁，影响了正常的学习和生活。

特别提示

要克服这种抑郁心理，首先应培养乐观的人生态度。抑郁是一种消极的情绪，它可能是暂时的，产生这种消极情绪，是抑郁者消极认知的结果。如有的同学由于没考好，就一蹶不振，他认为没考好，就是不聪明，就不是一个好学生。其实这只能说明他的某门功课不及格，也许有客观的原因，如没复习好，身体不适等。以后通过努力，把这门功课考好，问题就解决了。要学会全面、辩证地看问题，没有失败就不会有成功。

其次，注意锻炼自己的意志。“生活就像海洋，只有意志坚强的人，才能到达彼岸”。一个人一旦拥有坚强的意志，他就会创造生命的奇迹。人生不会一帆风顺，会有这样和那样的曲折和困难，因此，苦恼、痛楚不可避免，关键是一定要在这苦痛中重新振作起来。青少年平时应多参加集体劳动，多做点家务，这对锻炼意志都大有好处。同时还要树立必胜的信念。“人，只要有一种信念，有所追求，什么艰苦都能忍受，什么环境也都能适应”。信念能使人产生坚强的意志。一个人的信念可能是积极的，也可能是消极的。积极的信念会使人乐观向上、朝气蓬勃。必胜的信念，会使人始终充满斗志，充满积极乐观的精神。因此，信念始终成为引导和鼓舞人们朝着既定目标前进的指路明灯和推进器。

此外，还应学会合理表达自己的感情。抑郁的人多是极力压抑自己的某种不满、愤怒的情绪，这种情绪或是得不到表达，或是不会表达。须知，每个人都有表达自己所有情感的权利和必要，压抑自己只会造成郁闷。喜怒哀乐是人之常情，只要表达得不过分，都会增进身心健康。

家长视频

孩子为什么会感到抑郁？

1. 因学习等原因导致的心理压力过重。一些家长望子成龙，望女成凤，买学习资料、请家教，尽其所能，生活上关怀备至，殷勤周到，其目的就是希望孩子考上重点中学或考上大学。然而，很多孩子感到心有余而力不足，越学成绩却越差，不学又难向父母交代。在巨大的压力面前，他们开始厌学，感到学校和家庭都不是安身之所，很多学生就是在这种背景下离家出走，甚至走上自杀之路的。

2. 家庭不幸，遭受挫折，心理承受力差。家庭突然发生意外，会使人一下子跌进万丈深渊，且自己无力摆脱；一次重要考试失败，老师和家长的责备等等，都会导致学生产生抑郁心理。

3. 不良性格。一些同学意志薄弱，优柔寡断，在困难面前退缩、徘徊观望，经历的失败多了，产生自卑感，抑郁寡欢。

互动平台

写出15个获得快乐的方法。

13

LESSON

过分害羞也是不健康的表现

健康焦点

羞怯是一种逃避行为的最常见形式，其表现是多种多样的。在日常生活中，常常会看到这样的现象：有的人在路上碰到熟人因怕羞故意躲避；有的人不敢在大庭广众之下讲话，一讲就会脸红舌硬。上述情况在心理学上称为怕羞心理。

在日常生活中过分羞怯有碍于工作、学习和人际交往。这是因为有怕羞心理的人过多地约束和拘谨自己，而难以与人建立亲密的关系。沮丧、焦虑和孤独则会导致性格上的软弱和冷漠；而怕羞会导致怯懦、胆小和意志薄弱。怕羞心理随着年龄的增长和交往的增多，可以逐渐减轻。如果到了婚恋年龄还怕见生人，不敢与人接触和交往，这就变成一种病态心理了。

特别提示

◎如何克服害羞情绪?

1. **转移中心法**。在生活中仔细观察一下人们通常对哪些事情感兴趣，然后找出你周围最能吸引别人的东西。当你为自己的行动畏首畏尾的时候，请想一想，人们是不是对你的行动最感兴趣?如果不是，那你就可以放心地去做自己的事，因为别人并没有把眼光放在你做的这件事情上。你应该全神贯注地去做你的事情，待达到物我两忘的境地后，你就会抛弃那些“别人一定在注意自己，并且随时准备耻笑自己”的想法。

2. **多向交流法**。多结交些开朗外向的朋友，并同他们保持密切的往来，除了经常鼓励自己随他们踏进社交圈外，还可以有意识地模仿他们泰然自若的待人接物的风度举止，并对照自己的弱点加以克服。

3. **正确估己法**。在进行自我评价时，首先要看到自己的优点，并尽量多列举自己的优点。即使自己在某些方面的缺点多于优点，你在进行自我评价时，也要想尽一切办法列举自己的优点，尤其不要因为有个别的或次要的不足而对自己全盘否定。在正确评价自我的时候，可以将自己和别人进行比较，即使你的优点不如别人，但你在罗列他的缺点时应尽量比你的缺点数目多。这不是自欺欺人，这实际上是一种良好的克服羞怯的方法，把别人想象得越糟糕，你的自信就越容易建立起来，羞怯性格就能越早得到克服。

4. **反向训练法**。强迫自己向最使自己胆怯的人或地方迎过去。假若你害怕在众人面前发言，那么无论如何你都不要逃避这种发言的机会，而且要加以积极的争取。当然，在这之前你可以先将要说的要点写下来，然后再发言，逐渐过渡到只打腹稿。经常这样训练，用不了多久，你也一样可以潇洒自如地在众人面前讲话。假如你羞于见到陌生人，你就强迫自己去和陌生人打交道。你可以这样想：不论我在陌生人面前表现如何，只要自己能表现得好，则可以多一个朋友，如果表现得差，反正他又不认得我。所以，你见到陌生人时，一定要大胆主动地和他搭话，即使你找不到其他话题，你至少可以和陌生人打个招呼，问声“您好!”说不定对方就因为你这声问候和你攀谈起来。久而久之，你就可以学到和陌生人打交道的方法，因为在能找到话题和你谈话的那个人眼里，你对于他同样是陌生人。

家长视频

要给孩子一个温馨的家。平等、理解、温馨的家庭环境能给人勇气和自信。在孩子面前不要滥用家长权威，尤其面对易羞怯的孩子。家里的事，尤其与孩子有关的事，要多征求孩子的意见，让孩子觉得在家庭中与父母是平等的。这有利于克服孩子的自卑情绪，同时还要鼓励孩子多交朋友，支持孩子参加有益的活动。当孩子找到自己感兴趣的事情时，就很容易摆脱羞怯了。

互动平台

自测：你容易产生羞怯情绪吗?

1.你知道朋友的家就在这条街的某一路段上，可是门牌号记不清了，这时你会（　　）

A.按响一家门铃打听清楚，说不定就碰对了。

B.找电话亭给朋友打电话询问一下。

C.在街口慢慢一家家找。

2.如果你的上级要你对他直呼其名而不是称呼其职衔，你会感到（　　）

A.很高兴。

B.无关紧要。

C.有点不习惯。

3.进入一个全是陌生人的房间时，你会（　　）

A.毫不犹豫地走进去。

B.一直等到有其他人才随着一起进去。

C.犹豫半天才跨进去。

4.在日常例会上，你有个不同的想法想谈，你会（　　）

A.站起来侃侃而谈。

B.会后向有关人员私下提出。

C.希望会场中有人代你提出。

5.你和家人去餐馆吃饭，无意发现邻座坐着那位大名鼎鼎的钢琴家，你会（　　）

A.自自然然走到他桌前搭讪。

B.在家人的撺掇、鼓动下，鼓足勇气上前提出你的请求。

C.极想上去请他签名，但只是局促地坐着不动。

6.在一次小型聚会上，你看见一位吸引你的异性，你会（　　）

A.走上前去作一番自我介绍。

B.请朋友引见。

C.希望他能够注意自己。

7.国庆节学校搞联欢会，老师要你做节目主持人，这时你会（　　）

A.欣然接受。

B.答应试试，心中有点打鼓。

C.觉得不可想象，坚决推掉。

8.家里来了一位你从未晤面的客人，你会（　　）

A.轻松地与他攀谈。

B.开始有点紧张，后来就好了。

C.一直担心自己举止失当。

9.从店里买回一件新的服装，你何时开始穿？（　　）

A.买回来先放着，直到家人催促才穿，或在有限的小范围试穿。

B.一直看到周围有人穿上同款的，才穿出去。

C.回家就换上。

10.一年一度的业余合唱节到了，你是合唱队成员之一，指挥给队员排位置，你希望被安排在（　　）

A.第一排中间观众视线的焦点上。

B.随便哪儿，只要不是中间就行。

C.旁边都有队员遮挡的后排位置。

11.上司派你去码头接客人，告诉了你那人的姓名及外貌特征。你在上岸的人流中看到这样一个人，这时你会　(　　)

A.大步上前加以证实。

B.把写着“接×××”的牌子在他的视线内晃动，希望引起他的注意。

C.站在一边，直到其他旅客走光，确定他也在等人才去招呼。

12.在舞会上，有位你并不相识的异性一直注视你，你会　(　　)

A.以同样的方式望着他。

B.扫对方一眼，又装作未察觉掩饰过去。

C.微微低头或将脸扭开。

说明：选择A得3分，B得2分，C得1分。

30~36分：是个十分自信的人，很少拘谨，这使你能捕捉到更多施展才华的机会。你必须注意分寸感，以维护自己的尊严。

20~30分：是个羞怯度中等的人，这会给你的行事造成一些障碍，但多数情形下事情会发生转机。如果处理得当，它反而会成为你惹人喜爱的特质之一。

12~20分：你的羞怯心理较重，对自己缺乏信心，不喜欢公开亮相，无意与他人竞争，遇事犹豫不决，很不善于交际；另一方面，你勤于思考，机敏睿智，为人谨慎，凡事多为人着想，不飞长流短，这是你的长处。不必对自己过分苛刻，也不必把周围的人看得太高。事实上每个人都有其所长，有其所短，你也拥有别人所缺乏的东西，关键是善于鼓励自己，善于扬长避短，你也许不适于领导他人，但却是很好的合作伙伴。

14

LESSON

学习时为何神不守舍？

健康焦点

注意力就是注意的能力。所谓“注意”是指心理活动对一定对象的指向和集中。指向性是指心理活动对客观事物的选择。举个简单的例子：机械照相机摄影时，取景框内有很多景物，根据需要拍摄时，则是取近，远不实；取远，近就虚。所谓“逐鹿者不见山”，也是这个道理。

集中性是指人的心理活动在特定方向上的保持和深入，直到达到目的为止。注意又分无意注意、有意注意。无意注意指事先没有预定的目的，也不需要做意志的努力。而有意注意则指事先有预定目的，它的维持必须以一定的意志努力为前提，这是人的高级水平的注意。有些学生因为没有用有意注意为自己的学习活动站好岗，所以整节课上让自己的心绪“信马由缰”，导致了课上走神儿的结果。注意能力的差异是客观存在的，但也可以通过生活实践的锻炼而得到改善。

成长故事

张扬近来很苦恼，他发现自己上课时总是走神儿，不是想着昨晚的电视情节，就是盼着下课去操场上踢球。他尽力使自己集中精力，可不一会儿就不知不觉又走神儿了。这可怎么办呢？张扬的苦恼属于学习方面的行为问题，即注意力不够集中，这是缺少训练和培养造成的。

特别提示

◎怎样提高"注意力"呢？

1. **明确目的任务**。对学习的目的、任务有清晰的了解时，就会提高自觉性，增强责任感，集中注意力。即使注意力有时涣散，也会及时引起自我警觉，把分散的注意力收拢回来。

2. **克服内外干扰**。克服内部干扰，除了要避免用脑疲劳，保证充足的睡眠外，还要积极参加体育活动，把自己调整到最佳状态；克服外部干扰，除了尽量避开影响注意的外界刺激外（如课上收起与上课无关的报纸杂志，在家写作业时关掉收录机或电视等），还应适当地有意锻炼自制力,培养"闹中求静"的心态，使注意力高度集中和稳定。

3. **养成注意习惯**。在学习过程中，要会"自我提问"。为求答案，积极思考，保持高度注意，出现"走神儿"时，要会"自我暗示"，保持注意的稳定。学习临结束时，更要使注意保持紧张状态，决不能虎头蛇尾。俗话说"习惯成自然"，从养成良好的注意习惯入手，是全面提高注意力的捷径。

互动平台

小群是一名初三学生。不知怎么回事，从上学期起，不论是听课还是复习，总感到不能集中注意力，时间不长就走神儿。新学期开始了，不久他就要面临复习迎考，如果这个毛病改不掉，那后果就严重了。你能帮助他提出几条建议，摆脱这一困扰吗？

15

LESSON

考前焦虑怎么办?

健康焦点

考试焦虑是当前中小学生中存在的较为普遍的心理问题之一。据调查，大约有10%~15%的学生对考试存在着不同程度的焦虑，特别是学习基础比较差、性格比较内向、学习方法不够灵活的学生最容易产生考试焦虑症状，有的学生还伴有失眠和神经衰弱等症状。

产生考试焦虑的原因一般有以下四个方面：

1. **不能正确对待考试，担心考试不及格。**这类学生主要是基础比较差，学习比较吃力，学习方法不当，把考试看得过于严重，担心如果考不好，如何向父母、老师交代？如何面对同学？这次考试是否会从此决定我的命运？等等。由此，思想上产生压力，又因压力超过心理负荷而造成过度紧张。

2. **害怕考试失败。**学习好的同学心理上总想保持住自己原有的优势，担心保不住原来的名次，在心理上出现了自责、自卑和难以服气的精神压力，于是背着沉重而又紧张的思想包袱，每当考试时就会自然产生种种想法，诸如担心再次失败的焦虑情绪等。

3. **外部压力大。**在考试成绩上，老师父母对学生的过高要求，也是造成心理压力的主要原因。有的学生怕考试出错，把考场纪律也视为一种精神上的压力。考试时，明明自己在思考着问题，却不知不觉地担心自己是否违纪了，造成心理障碍。

4. **大脑休息不足**。有些学生，为了考试拼命复习功课，以致睡眠不足。如果再不注意营养和睡眠，身心需要的能量得不到及时的补充和缓冲，也同样会陷入焦虑之中。

考试焦虑主要有两种趋向：一种是临到考试之前开始感到紧张和焦虑；一种是在学习过程中长期存在焦虑情绪，到考试之前则表现得更为强烈。两者都是由考试这一紧张情景直接触发的，但前者的学习成绩有好也有差，后者则基本上是因为成绩一贯不是很好，对自己缺乏信心所导致。

因此，首先应该对焦虑本身有一个较为正确的认识。焦虑属于消极的情绪，它是一种能减弱人的体力、精力，干扰人的正常活动的情绪体验，也属于不愉快的情绪。它使人烦躁不安，类似恐惧，但程度不太强烈。心理学家研究表明：学生在考试前复习期间，适度的焦虑能发挥人的最高学习效率。但是，太高或太低的焦虑都不能取得良好的学习成绩。焦虑程度与学习效率之间可以用一条抛物线的形式来表示，即随着焦虑程度的增加，学习效率也随着加快，超过一定的焦虑程度时，学习效率就会随着焦虑程度的增加而降低。就情绪不同而言，平时不容易激动，情绪比较稳定的人学习效率比焦虑者高。在一般情况下，焦虑程度低的人可以在有压力时提高学习的效率，而焦虑程度高的人的学习效率在有压力时反而会降低。

但是实际上，这里的适度、过度之间并没有一个明确的衡量界限，人们往往都是以自己一些主观的感受为标准的。所以，要做到对自己的焦虑有一个较为正确的认识。首先承认自己确实存在某种程度的焦虑，同时也应清楚，焦虑是自己对考试这一紧张情景的一种反应，因此衡量它适不适度的标准取决于自己的认识。我们可以发挥它积极方面的作用，抑制它消极方面的作用。美国有位心理学家早就说过："焦虑本身毫无可怕之处，可怕的在于我们对它的态度。"

成长故事

在小学期间，曼儿就很懂事，她知道父母对自己期望很大，所以她学习从不偷懒，成绩也特别好，后来她顺利地考进了县重点初中。进入中学后，她学习更加努力，但成绩却总是不能拔尖儿。为此，爸爸、妈妈很着急，买了很多参考书和营养品，到考试的那几天，他们主动关掉电视，甚至走路都轻手轻脚，就怕影响了她。从那个时候开始，她对考试感到害怕了，就算自己复习得很好，也怕考试时会看错题、写错字。越是怕，这些低级错误出现得就越多。爸爸、妈妈每天见到她都要提醒说千万要注意，若考不上重点高中就没什么出息了。然而以后的考试，她复习得越好，考得就越差。曼儿为此非常痛苦。在中考的那天，当前排同学递考卷给她时，曼儿竟晕倒在考场上。

特别提示

◎要克服考试焦虑应做到以下几点：

首先，端正对考试的认识。考试只是检验所学知识的一种手段，对考试结果要正确对待。一般情况下，考试反映了平时的学习状况，是认识自己学习优劣的好时机。因此，要认真对待，尽力发挥自己的水平。同时，又不要把考试的分数看得过重，因为它不是衡量学习质量的唯一标准。所以，就是考试失败了，也不要灰心丧气，要从失败中吸取经验和教训。

其次，培养良好的心理素质，树立自信心。人的心理是对客观现实的主观反映，但人绝不是消极被动地接受现实的影响，主观的积极状态可以减弱和消除消极的影响。考试中要正确对待考场中的各种因素对自己情绪的影响，充分估计自己的才能与知识,相信自己在考试中一定能够取胜，消除不必要的顾虑和担忧，顺利渡过考试这一关。

再次，考试前要有充足的休息。包括生活节律的重新调整，做些喜爱的运动，使自己的身心放松，进入一种“假消极状态”。心理学家认为这种

“假消极状态”最有利于激发人的心理潜能，有利于发挥自己的水平。

家长视频

家长应了解临考孩子的七个心理问题

1. 考前紧张不起来。

有许多考生在大考前怎么也紧张不起来，表现为神经兴奋抑制，头脑发木，激不起最后一搏的劲头。造成这种现象的最主要原因是考生经过较长时期的苦读，在生理和心理上都有些疲惫不堪，大脑接收的信息过多和负荷过重，造成了一种保护性的抑制。应提醒孩子：

第一，要注意适度的休息、娱乐和锻炼，不要拼命地开夜车，挤占了娱乐和锻炼时间。

第二，要交换复习的形式，避免单调机械的刺激产生的厌烦心理。

第三，可让孩子学国外运动员赛前给自己打气的办法，复习之前挥挥拳头喊几句或默念几句振奋精神的口号，或将口号写成条幅悬挂在墙上，自己动员自己重新树立拼搏的欲望。

2. 考前烦躁不安，看不进书。

这类考生大多学习处于中等水平，由于他们对考试结果把握不定，因而极易产生焦虑情绪。由于心事重重，使得这类考生无法把精力集中在复习中。对于这种情况，要让孩子把自己真正担心的东西表述清楚，然后再设法否定这种担心，以解除心理负担。此外，当孩子感到所要复习的东西太多时，则往往会因多而生乱，乱而生烦。所以这类考生的当务之急，是将所要复习的东西按重要性的次序，排列出一个合理有序的复习进程来。

3. 临考前失眠。

失眠往往产生于对考试过于紧张的心理，以及对失眠后果的过于担心。所以只有不怕失眠才能不失眠。实际上，完全没有睡着觉的情形是很少存在的，因此失眠一般并不影响考生在考试中智能的正常释放。失眠的真正危害正是在于失眠者过度夸大了失眠所产生的消极影响，因而在考前和考试中不断给自己以消极的心理暗示。所以解除思想包袱是解除孩子考前失眠问题的根本法宝。

4. 一到考试就觉得身体某部位不对劲儿。

有些考生每逢考试，就觉得自己胃痛、肚子痛或头痛等，这绝大部分是心因性的，主要是人的心理紧张引起的。有些孩子会特别留意并与考试建立了联系，以后一到考试就会人为地留意或感觉那个部位，不适的感觉就会暗示出来。为此，正确的做法是：不留意，不强化。

5. 考砸了一两门，情绪影响到后面几门。

很多考生有一个错误的观念，认为考砸了一两门就等于全砸了。实际上在每次考试中，几乎人人都至少认为自己有一两门考得不太理想。更何况你考砸了的这一两门，也可能是太难，因而又算不上考砸了呢？因此把考砸了一两门当看作正常情况，没必要为此殃及其他。

6. 考场上突然慌神了怎么办。

当考生对许多意外和困难没有预先估计到并找出解决的办法时，就容易惊慌失措。把以前考场上常遇的问题搜集起来，并请些“高参”出出主意，可保证其临危不乱。

7. 平时水平很高，考试发挥不出来。

平时就应和考试的要求一样，要正确率，要速度。只有平时如考时，才能考时如平时。

互动平台

考场30秒快速放松法

1.身体自然坐正，靠在椅背上，闭上眼睛。

2.做一次舒畅的深呼吸，缓慢、平静地呼气。呼气时，对自己说“放松”。想象着“紧张”随着呼气排出体外。

3.做深呼吸时放松，把手臂悬于体侧，感到血流的温热进入双手。想象着“紧张”也随之从指尖流了出去。反复数次屈伸并放松手指肌肉，以促进血液循环。

4.稍微变换一下身体的位置，以便使更充足的血液依次流到全身各部。

5.舒展双臂、双腿和腰背。

6.再做一次深沉而缓慢的深呼吸，并在呼气时默念“放松”，然后开始做考题。

整个过程应在30秒钟或更少的时间内做完。通过这样的放松，可以帮助解除考试中的怯场现象。

青春期与健康篇

以正确的心态和行为
走过一生中最美妙的时光

所谓性健康是指人们在身心和谐、人身幸福的基础上，通过密切交往建立爱情的方式，在男女双方身体、感情、理智和社会生活诸方面的协调和圆满基础上，达到性行为。这种性行为的当事人对性有严肃的道德规范，双方应平等自愿，使双方都能达到一定程度的性满足。

以正确的心态关注性问题，从而度过美妙的青春期，这将决定你一生的幸福。

1
LESSON

青春期性冲动是生存本能

健康焦点

青春期性的生理发育，伴随着心理和行为上的显著变化，最突出的表现是对异性产生一种难以消除的兴趣，一种爱恋、思慕、亲近的情感，有时还会出现性欲冲动。不过这种情感通常并不是泛泛地指向任何一个异性，而是更容易受自己感到满意的同龄人的吸引。这种与性有关的心理活动和行为表现，从生物学上反映出性器官发育趋向成熟，即将具备繁殖后代的生育能力。然而少男少女们自己往往说不清这种心理与行为上的变化究竟意味着什么，这就是通常所说的无意识的生存本能。

生存本能是人和动物所共有的一种赖以生存的天赋能力。例如，进食的行为就是一种生存本能，食欲是驱使动物进食的心理激励因素。没有食欲，动物就不会产生进食的动机和行为。动物不知道性欲与繁殖之间的关系，只是在性欲的驱使下亲近异性，追求异性，通过性行为获取性欲的满足，性欲得到满足也就实现了繁殖后代的生存活动。所以性行为就是繁殖后代的生存本能，没有这种本能，动物就会绝种。

原始人在进食和性行为这两种生存本能上与动物并没有区别。当代人如果完全不掌握生理知识，他们在进食和性行为上就会缺乏自觉性，甚至像原始人或动物一样盲目和不理智，只是受食欲和性欲的驱使去行动。

青春期异性之间的互相爱慕、亲近，甚至出现性欲冲动，实际上就是受繁殖本能驱使的表现。青春期青少年心理和行为上发生的变化也正是出于这种原因。

由于繁殖后代是人类得以生存的保证，因此性欲冲动的强烈程度也就超过了其他的生理欲望。生物在进化过程中通过适者生存的自然选择，形成了以强烈的性欲诱惑驱使动物，也包括人类，去完成繁殖生命的本能。性心理、性行为就是这种生存本能的具体表现，对此我们虽然不可能抗拒，却可以驾驭。认识到这一点，青少年就能比较清醒地了解自己产生与性有关的心理活动的原因，在这方面的行为也就能更加自觉和理智。

成长故事

莫儿出生在书香门第，从小受家庭氛围的熏陶，知书识礼，乖巧伶俐。父母视她为掌上明珠，百般呵护。莫儿的第二性特征越来越明显后，父母顿感肩上的担子又重了许多。于是搬出“女儿经”，谆谆教导女儿：女孩子对男孩子不能过分亲近，否则就会变坏；女孩子在学生时代对男孩子产生感情，就要成为坏女孩……莫儿牢牢记着父母的训示，小心地守护着心灵那块神圣的净土不被玷污。

一次春游，一个女同学和她不知不觉间走进一个隐秘的树丛里，突然她发现远处树丛间隙里藏着一男一女，只见男人正在女人白嫩的乳房上如醉如痴地亲吻着、抚摸着。莫儿惊呆了，要不是那个女同学的催促，几乎忘记了离开。

在返程的车上，莫儿心里很不是滋味。回到家，一头钻进卫生间，想好好洗个澡，把那些肮脏情景冲洗干净。

莫儿站在莲蓬头下，和着温润的流水擦洗着自己白嫩的肌肤。当她的手不经意间触到自己乳房时，突然一阵战栗，仿佛“来电”一般，一股无比美妙的感觉传遍全身，她情不自禁地想起了树丛里的“一帘春色”，双手便不停地在自己的乳房、大腿、阴部抚摸起来……

当晚，莫儿失眠了。她蓦然发现陈竹来了。陈竹是学校文学社的大主笔，莫儿心中的白马王子。莫儿知道陈竹也喜欢她，只不过莫儿一直不敢动那亲近的念头。可今天不啦，莫儿大大方方地迎向他，陈竹扑过来抱住她，两人一丝不挂地拥抱在一起，那种来电的快感又一次灌注全身。突然，陈竹一把将她压在身下，莫儿惊恐地叫了起来……原来她做了一个性梦。

第二天回到学校，莫儿浑身不自在，她眼睛看着黑板，心里却想着树丛里的“春色”和梦中的情景。“不行！不行!”莫儿在心中叫着，她责备自己太“肮脏”，发誓要赶走幻觉。然而，她越是压抑自己，那“春景”越是变本加厉地在她头脑里兴风作浪。从此莫儿整天为自己担忧，又时刻担心父母、老师、同学看出她的“丑恶灵魂”，注意力老是集中不到学习上。

特别提示

◎女孩怎样判断进入青春期

一开始你不会有什么感觉，因为一切都在你体内悄悄地发生着。性成熟受大脑控制，大脑在身体发育到一定时期产生脑垂体，通过血液将荷尔蒙送到卵巢中。卵巢这时也形成一种荷尔蒙，即雌性激素，是你的身体初次发生变化的根本原因。

起初你会发现乳头渐渐突现出来，乳头下面的组织也变得富有弹性。乳房是最先对荷尔蒙反应的器官，一般在11岁左右。大约两年后月经初潮。初潮前几天可能有白色透明的分泌物出现，不要为此感到害怕，这是你的身体在为将来生孩子做准备。你体内的性器官也开始长大，腋下和阴部开始长出细细的绒毛。你嗓音的音质比原来稳定了，这也是荷尔蒙作用的结果。你有时情绪非常好，什么都肯干，有时又百无聊赖。你间或会感到身体不舒服，脸型发生变化，皮肤经常不洁净，头发呆板地耷拉下来。

很多人这时候感觉四肢不协调，这是因为青春期身体发育快而且很突然：臀部变宽，脊椎长得飞快，手臂和腿变长。人体各部位此时发育不均衡，使骨骼和肌肉绷得很紧，所以你会觉得自己笨拙而不协调。你的体型要发育到一定程度才会达到平衡。

每个人都要经历这个过程。尽管青春期有许多新鲜事，然而它对每个人来说都不是一件轻松的事。

家长视频

面对一天天长大的孩子，家长应该做什么呢？许多家长更多地关注孩子的学习成绩，而对孩子的“性知识饥渴症状”却视而不见或束手无策。有位家长发现自己处于青春期的儿子偷看一本计划生育的书而大惊失色，把孩子臭骂一顿。其实，家长在孩子开始发育前，就应做好自己心理上、知识上的准备，引导孩子看相关的书籍。

有些家长忙于自己的事业，只为孩子提供优越的物质生活条件，却忽视了孩子最需要来自家长的精神上的关爱。学校和家长如果能携手对孩子进行性科学知识的普及，就能帮助青少年平稳健康地度过青春期。

互动平台

1.你是否有过类似“成长故事”中的莫儿那样的心理状态？你认为这是青春期正常的现象？或是你认为莫儿是个坏女孩？

2.你从何处了解青春期性知识的？

A.父母或老师（　　）

B.书刊或影视作品（　　）

C.朋友处（　　）

D.从来没有人告诉我（　　）

2
LESSON

这是男孩子的事

健康焦点

男子阴囊、阴茎皮肤皱褶多，汗腺多，尤其是穿化纤内裤通风不良，汗液、残留尿液、粪渣、性交后双方分泌物均可污染局部，引起感染。每天睡前清洗外阴有利健康。

包皮过长容易藏垢纳污，招致生殖器炎症，婚前如能割治，更符合性卫生。

男子不适于穿过紧的牛仔裤，因为它既不通气，又形成对睾丸的压迫和较高的温度，能导致精子生成障碍，引起不育，故不宜长期连续穿牛仔裤，牛仔裤宜与其他衣服交替穿戴。

要养成良好的生活习惯，不抽烟、不喝酒、不吸毒。

手淫是男子正常的性功能。根据国内外资料报道，90%以上的男子有过手淫，这对身体健康并无损害。但是，频繁手淫，造成体质虚弱、精神委靡、失眠，则是手淫过度的表现，应当减少和节制。

成长故事

记得上初一年级的时候，我突然发现自己的阴茎头部不再像以前一样是个小锥子形，它有些膨大了，这是怎么回事？是不是我老把它挤在两腿中间压迫摩擦给闹的？我有些慌乱，所以特别怕与同学们一起去厕所，怕他们取笑。可是事与愿违，不仅头部膨大了，而且它时不时还会勃起。有时男生们一块追打笑闹，不知怎么它就会勃起（现在知道那是一种冲动），要是在夏春季节，衣服穿得单薄，那东西突起来，真叫人难为情。我常常把两手都插在裤子口袋里，以掩饰勃起。偏偏有一次我们都坐在教室外面的石阶上，有同学叫我，我突然站立起来，一个同学发现了我身上的鼓包，他扑上前来，隔着裤子一把抓住了它，还故意大声嚷嚷：“快来看呢，他的发面馒头揭锅了。”于是，几个同学拼命脱我的裤子，我则拼命护住自己的私处。那时的我觉得像我这样的好同学（我一直是三好学生，在老师同学眼里是好学生）有这样的表现真是丢死人了。这样一闹，接下来的几节课，我的脑子都是乱哄哄的。同学也给我送了一个外号“发面馒头”。

后来，我才知道，男性在第二性征发育中，阴茎也会逐渐成熟，包皮会退缩，龟头会膨大，这是再正常不过的了。

特别提示

◎男孩子必须知道的几个问题

1. 阴茎为什么会勃起？

所谓勃起就是指阴茎由柔软状态变成坚硬的状态。

引起勃起的原因主要是由大脑高级神经中枢受到某些性的刺激，如视觉、听觉、思维或性幻觉等，继而引起脊髓底段勃起中枢的兴奋，然后再沿着交感神经传向生殖器官，使阴茎小动脉扩张，血流增加，造成局部充血和内压增高，同时静脉回流受阻，导致阴茎变粗且维持坚挺状态。

由大脑皮层兴奋所引起的阴茎勃起称精神性勃起（或大脑性勃起），这种情况在青年人中间发生较多。由于性器官受到刺激，其冲动由阴部神经传向骶脊髓勃起中枢，继而引起阴茎充血、变硬，这称为反射性勃起。上述两种勃起可先后发生，也可相互加强其勃起作用。

2. 什么时候阴茎勃起？

青春期以前，阴茎偶尔勃起，进入青春期后，你的性感受更为强烈，你的阴茎会经常勃起，有时一天会勃起很多次。在下面的情况下，阴茎可能会勃起：

——清晨醒来或憋尿，这是由于过多的尿液压迫膀胱。

——在运动时裤子摩擦阴茎。

——有与性有关的想法、读与性有关的书刊、带有性色彩的幻想、看电影中的场面等。

——大多数时候，勃起会随性唤起而来，比如，你自己或别人以性的方式抚摩或捏挤阴茎或阴囊。

——阴茎无缘无故地自发性勃起，这种情况在青春期的男孩中非常常见。

3. 阴茎正常长度是多少？

和身材的高矮胖瘦一样，人的阴茎有很大的个体差异。国内曾测定1 412例中国健康男青年的阴茎大小及26例健康男性的阴茎勃起长度。结果表明，常态时最长为14.5厘米，最短为4厘米，平均8.375厘米，周长最大12厘米，最小4.5厘米，平均8.3厘米；勃起时最长16厘米，最短9厘米，平均12厘米。成年男子的阴茎在非勃起状态下长4厘米和14厘米都是正常的；勃起时长9厘米和16厘米都是正常的。

4. 遗精是病吗？

男孩子遗精的出现，标志着男性射精功能逐渐开始走向成熟。

一般而言，男孩首次遗精的年龄大致在12—16岁之间，到18岁时，大约有95%以上的男孩子都有过这种经历。

为什么会出现遗精的现象呢？这是因为男性进入青春期以后，中枢神经系统逐渐成熟，激活了下丘脑—垂体—睾丸的生殖轴，刺激了雄激素的分泌。在雄激素的作用下，睾丸逐步发育并产生精子，一些附属性腺如精囊、前列腺等分泌精浆，精子和精浆共同合成的精液达到一定量后，就以一种遗精的方式排出体外，这就是所谓的“精满则溢”之说，所以遗精在男青年中是一种常见的正常的生理现象，对健康毫无害处，更不必为此忐忑不安。

当然，如果青少年出现频繁遗精现象，甚至在白天清醒时也出现此类情况，则就需要寻找原因。常见的原因有：

——生殖器官的局部刺激，如前列腺炎症、内裤过紧或被子过重；

——失眠、多梦、头昏耳鸣、精神委靡、腰酸腿酸、劳累过度、体质虚弱等；

——对性知识缺乏正确认识，注意力过多集中于性问题上等。

通过寻找原因纠正不良倾向，遗精过于频繁的现象可得以改善。对于出现遗精的男青年，只要不影响次日的学习、生活和工作，即使次数略多，也不必引起恐慌，更不会影响健康。

5. 射精是怎么回事？

正常情况下，射精动作是包括精液泄入尿道及性高潮时将精液射出尿道的过程。这一系列过程主要依靠射精器官在健全的内生殖器及神经——内分泌系统的调节下完成的。

在性兴奋期，随着阴茎的勃起、性腺分泌的增加，附睾、输精管、射精管在副交感神经的支配下开始有节律地收缩，并将精液传送至后尿道，这一过程称为泄精；此时外括约肌紧张收缩，为了防止精液流出，当进入性的高潮期后，交感神经紧张性增高，引起尿道外括约肌松弛，此时尿道前部平直、前列腺节律性收缩，使精液由尿道外口排出体外，这个过程就是射精过程。

6. 如何保护好你的外生殖器？

如果你没有与别人发生性关系，你只需要用温水和肥皂（香皂）每天清洗阴茎和睾丸。如果你的包皮过长，而你又没有做包皮环切术，就要特别注意清洗积聚在包皮内的包皮垢。

如果你的生殖器出现如下征象，请立即去正规医院看医生。

——阴茎周围有开放性的，或久不愈合的溃疡；

——在排尿的时候有烧灼感；

—— 一个睾丸没有下降；

——阴茎排出脓性的白色液体；

——久不消失的睾丸疼痛；

——出现以前没有的肿块。

家长视频

你是男孩称职的爸爸吗？

1. 洗澡的时候，你注意过儿子的包皮吗？有问题吗？如果仅仅是洗得不勤，你准备告诉他正确的方法吗？儿子洗它该用浴液？香皂？还是特别的什么洗液？

2. 最近，妻子告诉你儿子的内裤上面比以前“东西”多，几乎每天都有。你觉得是问问儿子？教育儿子？还是跟他谈谈？还是装作不知道？

3. 最近你偶然发现儿子自慰，你准备跟儿子谈谈这件事吗？谈什么？怎么谈？

4. 前些日子，新闻里经常讨论“儿子学坏了”的事，作为爸爸，你是跟儿子怎么谈起这件事的？谈完之后，儿子说了什么？你满意吗？

5. 儿子有点“娘娘腔”，别的同学都拿他开玩笑，你觉得这是缺点吗？你想过这是怎么回事吗？你是需要带他去医院，还是好好跟他谈谈？

6. 你知道儿子已经有比较要好的女同学了，听说中考（高考）一完，他们班一帮男女同学要去登泰山，去一星期呢，那个女生也去。你觉得应该让他去吗？如果实在拗不过他，你准备在他临走前跟他谈谈吗？

7. 前两天，你偶然发现儿子在看“黄书”（或“黄片”），你非常气愤，想跟他谈，但又难以启齿，你想怎么办？

8. 平时住校的儿子回家说，他们学校有个高年级男生非常喜欢自己，经常给他买好东西，还常在他学习遇到困难时帮他讲题，但这个大男生总有意无意地摸自己，偶尔还找借口非要跟自己睡一张床。儿子一方面很反感大男生对自己的动手动脚，一方面又希望继续得到他的帮助，心里很矛盾。你觉得儿子应该怎么办？

9. 儿子说他最近下身总痒痒，偶尔还流“水”。你准备带儿子去看医生，儿子不去。你打算怎么说服儿子？

10. 一个女生的家长来找你，说他的女儿和你的儿子发生过“那种”关系，现在他女儿已经怀孕，问你是怎么管教儿子的？你非常生气，但又怕把倔强的儿子打跑。你准备怎么妥善处理这件事？你准备跟儿子怎么谈？用什么口气？

互动平台

如果你是男孩子，你第一次遗精发生在（　　）岁，当时你知道这是怎么一回事吗？

3

LESSON

这是女孩子的事

健康焦点

女子阴道是月经排出的通道，又是性交的接纳器官，亦是胎儿娩出的道路，因此特别要注意卫生。

由于女性外生殖器构造较为复杂，又因皱褶太多，更易藏垢纳污，另外阴道口靠近肛门，容易造成污染，再加上阴道经常有分泌物流出，因此特别要注意外生殖器的清洁。平时要注意用温开水擦洗，洗时注意大小阴唇和阴蒂附近的垢腻。月经期最好早晚清洗一次，但不宜进行盆浴，以防上行感染。化纤内裤不通风，容易引起异味或外阴炎、阴道炎，故宜穿宽松及易透气的棉质内裤，还要注意内裤不要过紧，涂喷香料要防止皮肤过敏。同时养成良好的生活习惯，不饮酒、不吸烟、远离毒品。

成长故事

说起这件事情真不好意思，那是在去年的夏天。

那天课堂上做完数学练习卷，我站起身递给老师，就感到内裤有点黏黏的，坐在我后面的小菲突然附在我的耳边说："不好啦，你的那个已经印在裙子上了。"我一下子想到那件事——日盼夜盼又提心吊胆的女孩子家必然要发生的事情，回头一看，果然浅绿色的短裙上，赫然印上一朵夺目的红花，我的脸变得通红。哎呀，后座的瘦猴林没准已经看见了，他正一脸坏笑着。

小菲见我手足无措，便装作很黏糊的样子贴在我的身后，将我朝厕所推。待在厕所里我已经要哭出来了，虽然我知道来例假是早晚的事，但为什么这么倒霉，早不来，晚不来，偏上课的时候来。

我的心里涌上一股既害怕又高兴的感觉，害怕的是我发育了，这件事情居然暴露在光天化日之下，高兴的是我果然没有生理毛病，是一个正常的女孩子。我长得比较瘦小，以前看到身边的女同学一个个都来"那个"，很有些担心自己不正常，如果是所谓的"石女"那该怎么办呢？后来，连比我小两岁的表妹也由她妈妈带到我家，宣布她发育了，我看她说那句话的表情有些炫耀的意思，心里一直憋着股气。现在好了，我可以扬眉吐气了。以前上体育课时，常常有女同学借故不参加跑步什么的，一副神秘兮兮的样子，问问她们什么事情，总是受到抢白："你不懂，你还是小孩子呢！"哼，气死我了，现在我终于可以与她们平起平坐啦！

我在厕所里等着。小菲真够朋友，她为我跑到卫生室要来卫生巾，帮了我的大忙。她温和地对我说："不要哭丧着脸啦，还要进去上课的，没有关系，以后注意就是了。"

回到家告诉妈妈，她又惊又喜，嘘寒问暖的，妈妈怕我不知道来例假的注意事项，又问了我几个生理卫生课上早讲过几遍的问题让我回答，还警告我说，以后是大人了，更要对自己负责。她啰唆了很久，出去"嘁嘁嘁"地对爸爸还说了一阵，真讨厌啊。我看她恨不得马上打电话告诉表妹的妈妈，说自己的女儿也发育了。这可是我的个人隐私啊！晚上睡下后，妈妈又进来吩咐我，让我睡觉时尽量仰天躺。天哪，做大人真的不是一件好玩的事情，早知道这样，何必盼星星盼月亮似的盼呢！

特别提示

◎女孩子必须知道的几个问题

1. 如何计算月经周期？月经期如何自我保健？

月经是指女性每月一次的阴道出血，这是一种正常的生理现象。也是女性青春期发育初步成熟的标志。

月经第一次来潮称为月经初潮。初潮的年龄大多在13—15岁之间，其迟早受各种内外因素的影响，如气候、个人体质、营养状况等。

出血的第一天为月经周期的开始，两次月经第一天的间隔时间称为月经周期，因此月经周期的计算应包括月经来潮的时间。有些妇女只计算月经干净的时间，这样就可能认为月经周期缩短了，临床上有的妇女常自诉月经不正常，一个月月经来潮两次。其实仔细算来，月初及月末各来潮1次也是正常的。正常月经周期为28—35天，周期长短可因人而异，提前或错后7—10天可视为正常范围，只要能保持一定的规律性就不能认为是月经不调。末次月经是指距就诊日最近的一次月经，应从出血第一天计算。但需注意，末次月经系指此次月经与通常一样的行经持续时间及量，不要将阴道不正常出血误认为是月经。此种出血一般量较月经少，时间或短或延长，或失去平时月经来潮的规律。月经来潮的持续时间一般为3—7天，出血量在100毫升之内，以第2—3天为最多。月经血一般呈暗红色，不凝固，除血液外，还含有子宫内膜碎片、宫颈黏液及阴道上皮细胞。一般妇女月经期无症状，少数人可有下腹或腰骶部下坠感、乳房胀痛、便秘或腹泻、头痛等不适，一般不影响日常的工作、学习及生活。

虽然月经是女性的生理现象，但在月经期间，身体和生殖器官局部抵抗力会稍有下降，若不注意经期卫生，容易引起生殖器官甚至全身性疾病，对日后的生育能力会带来不良的影响。因此，注意月经期自我保健是十分重要的。月经期的自我保健如下：

——月经期间所用的卫生巾要干净，并经常更换，以防感染；

——经期不可洗盆浴，要洗淋浴，以免不干净的水进入阴道造成感染；

——经期要保持外阴清洁，每日用温开水清洗外阴一次；

——经期禁止性生活，以免造成感染及其他不良后果；

——月经期间应避免剧烈运动，如长跑、游泳等，也应避免过重的体力劳动。

2. 如何保护你的乳房？

青春期女孩应做好乳房保健。青春期乳房开始发育时，不要过早地戴乳罩。乳房充分发育后可开始戴乳罩，但松紧度要适当，不可因害羞而过紧地束胸。乳房发育过程中，有时可出现轻微胀痛或痒感，不要用手捏挤或抓搔。青春期女性应认识到：此期乳房发育是正常的生理现象，也是健美的标志之一，应加倍保护自己的乳房，使之丰满健康。具体应做到以下几点：

——注意姿势。平时走路要抬头挺胸，收腹紧臀；坐姿也要挺胸端坐，不要含胸驼背；睡眠时要取仰卧位或侧位，不要俯卧。

——避免外伤。在劳动或体育运动时，要注意保护乳房，避免撞击伤或挤压伤。

——做好胸部健美。主要是加强胸部的肌肉锻炼，如适当多做些扩胸运动或俯卧撑、扩胸健美操等。

——局部按摩。坚持早晚适当地按摩乳房，促进神经反射作用，改善脑垂体的分泌。

——营养要适度。青春期女性不能片面地追求曲线美而盲目地节食、偏食，适量摄入蛋白质食物，能增加胸部的脂肪量，保持乳房丰满。

3. 什么叫排卵？

在周期中的第五天（也就是你的月经开始后的第五天），大脑附近的脑垂体腺向你卵巢内的几千个卵子发出信号，一些卵子开始成熟。但是，通常只有一个卵子会真正成熟。与此同时，卵巢释放雌激素，通知你的子宫内壁充血变厚。大约在第十四天，成熟的卵子从它的卵泡中释放出来，移到卵巢的表面排出。当你排卵的时候，你可能会感到腹部痉挛性疼痛

（像抽筋一样）或剧痛。然后，这个卵子被输卵管伞捡起来输进输卵管。如果这个卵子没有受精，也就是说你没有受孕，卵子就会破裂。

家长视频

你是女儿称职的妈妈吗？

1. 你的女儿比较胖，小学四年级就来月经了，你觉得她是性早熟吗？你觉得月经是衡量女儿性成熟的唯一标志吗？为什么？

2. 广告里天天都有“卫生护垫”广告，你的女儿自己又懒得天天自己洗内裤，为了省事、干净，她建议自己也使用和你一样品牌的“卫生护垫”。你觉得孩子处于青春期发育的特殊生理时期，她该用“卫生护垫”吗？

3. 你的女儿每次月经都非常准时，但经前肚子非常疼，而且手指、脚趾关节都有水肿现象，月经第三天还有血块排出，有时血块竟有一块钱硬币那么大！你觉得她正常吗？需要看病、吃药、动手术吗？

4. 面临中考（高考），你的女儿的下次月经正好赶上考试，她要求你能否帮她把月经往后推迟几天，但又不想有什么副作用。你认为应该帮女儿这个忙吗？如果觉得应该帮，你准备自己想办法，还是带她去医院，你心里有底吗？

5. 天热了，女儿一来月经就烦，老想吃点凉的东西去去火。你让她吃冰镇西瓜吗？你有科学根据吗？

6. 夏天，女儿说骑车上学比较凉快，但赶上来月经就比较麻烦，她说她们班有个别女生在用内置式的卫生棉条，听说既方便，又干净，只是不知道会不会伤害到处女膜。你说内置式卫生棉条女儿能用吗？为什么？

7. 电视商场正在推销一种专门冲洗女性下身的磁化水冲洗设备，女儿爱游泳，你又不能让她总用药水洗下身，你觉得这种设备让女儿用合适吗？

8. 女儿的胸已经发育了，你觉得她发育到什么程度就必须开始穿胸罩了？如果你的女儿必须开始穿了，而你正好有几个以前的名牌胸罩适合她的大小，反正她也不认真穿，那你是准备让她穿你穿过的，还是非带她去商店重新买？你觉得重新买有必要吗？为什么？

9. 女儿特别爱游泳，但你听说附近医院刚检查出一例艾滋病病毒血清实验呈阳性的患者，他说自己也爱游泳，而且常去女儿游泳的公共游泳池，女儿听说了非常担心，害怕被感染，所以问你她今年暑假还报不报游泳班，你觉得她该不该报班？换一个泳池是不是就没事了？

10. 听说女儿所在的学校有个女生怀孕了，但不知道是怎么回事。你就这个话题想跟女儿谈谈吗？如果谈，你想谈什么？怎么谈？

互动平台

如果你是女孩子，你第一次月经发生在（　）岁，当时你知道这是怎么一回事吗？

4

LESSON

神秘的两性与青春期的性冲动

健康焦点

性冲动本身并不是一件多么不正常或多么可怕的、多么下流的、多么无耻的事情。处于青春期的少男少女，在与异性交往中，谁也不可能完全从性本能的冲动中解脱出来。它的发生很大程度上是由于身体里性激素加速分泌的结果，从生物学角度来说，性冲动是一种生理心理现象。它往往是通过两种途径诱发的。

一是由视觉、听觉、嗅觉、触觉、味觉刺激大脑的思维所引起。每当男孩（女孩）听到会激发性兴奋的语言信号，或是看到、触到异性的性感部位，或闻到、尝到异性身体上的刺激气息，或者脑子里想到有关性的问题，都会通过大脑支配脊髓中的性中枢，而引起性器官的勃起或性的想象。

二是性器官直接受到刺激而引起的。性器官受到刺激后，交感神经会将信号传到大脑的性中枢，引起性器官充血，从而产生反射性性冲动。比如女孩子被自己所钟情的男孩无意中碰撞了一下胸部，即会感到一种软酥酥的麻醉似的感觉流遍全身，而产生一阵无以名状的快感。意志薄弱的女孩子就有可能对这个男孩做出某些性冲动的行为。

不过，在少男少女的交往中，发生性冲动的情况，男孩子比女孩子的比例高得多得多。而女孩子对异性之间的友谊越是郑重，越是珍视，就越不可接受男孩子的性冲动表现。

成长故事

男孩小舟的班上有一位叫颖的女孩，不仅美丽大方，而且聪明睿智。他们既是学习的竞争对手，又是情趣相投的好伙伴。可是最近小舟对颖产生了一种很特别的感觉，每天晚上躺在床上，脑子里闪现的全是颖的音容笑貌。他怀疑自己的大脑是不是有毛病——为什么总会没完没了地想她？

有一次上微机课后，全班同学都走了，小舟见颖还在孜孜不倦地操作，就走过去问："编什么程序呢？""我输入的一个程序调不出来了，你来帮帮我吧！"她说。小舟顺从地搬了一把椅子坐在她身边，共同琢磨起来。突然，他感觉到她身上有种奇特的芳香气息扑鼻而来，他打了一个激灵，身不由己地盯着颖。这时，从她前倾的敞开的衣领上边，露出了她白嫩的前胸。当时，小舟的大脑一片空白，只感到下意识中，他的手猛地一下子就触到了她胸前的乳房，酥软而富有弹性，他浑身就像触电一样哆哆嗦嗦的。他似乎还对颖说了一句什么，突然，颖又羞又气地站起来，嘴唇气得发紫，对他说："真没有想到你是这么卑鄙下流的人！"然后冲出微机室。小舟当时傻了，他自问："我干了什么？我为什么要这么干？"并追悔莫及。事后，小舟给颖写了一封信，说自己太爱她了，一时冲动做了蠢事，请她宽恕等等。可是，她不再理他，连看也不肯看他一眼。小舟想：她一定是把自己当成流氓了。

小舟对颖的感情是纯真、热烈的，他也的确爱上了颖。我们不能说这个男孩一定是他自己所说的那种“大流氓”、“大坏蛋”、“下流坯”。但是，他确实犯了一个不小的错误，他对自己的性冲动没有很自觉的认识，更没有理智地、主动地去克制它，以致它毁坏了他与她之间美好的友谊。

特别提示

◎关于性与生命诞生的几个问题

1. 什么叫性交？

性交是指男性把阴茎插入女性的阴道，由于兴奋产生射精，以输送精子的行为。性交时，男性的阴茎要勃起，女性由于兴奋阴道润滑，使阴茎容易插入阴道。

性交是相爱的极端行为，所以历来人们把它看得神秘且神圣。对女性来说，性交就意味着失去童贞，对男性来说也是很重要的事。不正当的性交意味着失去纯洁，失去天真，而且还会生出一系列的社会问题，青春期的少男少女们不可不慎。

2. 什么是性行为？

一般人们往往会狭隘地把性行为认为仅是性器官的结合，但这不是正确的观点。性行为并不只意味着性交，观看异性的容姿、裸体，电视的色情节目，接吻，手淫，阅读色情小说等等，都属于性行为。性行为的含义要比性交广泛得多，一般说来它包括以下几种：

——目的性性行为，这就是性交。性交是性行为的直接目的和最高体现。一般说来，人们在性交以后，就满足了性的要求。

——过程性性行为，这是性交前的准备行为。如接吻、爱抚等动作，这些动作的目的，是为了激发性欲，实行性交。性交后还要通过这样一些动作，使性欲逐渐消退，作为尾声，这也属于过程性性行为。

——边缘性性行为，这种性行为的范围就比较广泛了。它的目的是为了表示爱慕，或者仅仅是爱慕之心的自然流露，而不是为了性交。边缘性性行为有时很隐晦，例如表现为眉目传情，表现为一丝微笑，这眼神、这微笑有时只有两个人能感觉到，其他人是无从得知的。古诗云："君家何处住？妾住在横塘。停舟暂借问，或恐是同乡。"表面上很一般，但是意在言外，流露出女子对男子的绵绵情意，这也是边缘性性行为。至于拥抱、亲吻，如果是作为性交前的准备，那么是过程性性行为；如果只是爱情的自然流露，不以性交为目的，那么就是边缘性性行为。当然，如某些西方国家，把拥抱、亲吻作为一般见面的礼仪，那就同性行为完全无关。

3. 人的生命是如何孕育的？

健康的成熟女性一般每个月从卵巢排出一个成熟卵子，排卵的时间一般在月经周期的第十四天左右，如果排卵期巧遇房事，精子就通过女性生殖道进入输卵管的壶腹部与卵子相遇，此时无数精子围绕着一个卵子，其中只有一个精子能捷足先登，利用其头部的顶体，释放出一种叫顶体酶的物质，这种酶可以将卵子表面的透明带钻出一个小孔，然后精子就钻进去与卵细胞结合，这个过程称为受精。与精子结合后的卵子称为受精卵，这是生命的第一个细胞。接着就开始细胞分裂，大约在受精后的4—5天受精卵进入子宫腔，并继续进行细胞分裂，使受精卵体积渐渐增大，中间又出现囊腔，此时受精卵称为胚胞，在受精后4周左右进入胚胎阶段，8周初具人形，第十周进入胎儿阶段，第十六周末出现胎动，第二十四周末胎儿脏器均已发育，第二十八周末胎儿基本具备存活能力，直到第四十周胎儿发育完全成熟，体重可达3 000~3 500克，就这样经过十月怀胎，终于瓜熟蒂落，一个新的生命就此诞生。

家长视频

美国著名的性治疗专家皮尔萨博士遇到过不少在性教育上备感困惑的父母。他说，有效的爱和性教育的规则其实很简单，他列出了以下几条规则：

1. 永远不要正式“谈性”。

郑重其事地谈性注定是要失败的。应该找机会多谈谈跟性有关的问题。电视节目、电影、报纸上的新闻、杂志上的文章，每天找上几十件跟性有关的问题并不困难。实施“机会教育”，重要的是一针见血，而不是长篇大论的演讲。

2. 性教育不一定是同一性别的事情。

孩子有了性的疑惑，如果是男孩，做妈妈的会说：“去跟你爸爸谈谈。”这种老套的观念完全没有必要。只要父母对性有正确的认识，母亲可以跟儿子谈，父亲也可以跟女儿谈。事实上，父母双方在一起对子女进行性教育是最好的安排，因为在讨论性和爱的时候，父母双亲是爱和被爱的最亲近的典范。

3. 性和爱的教育首先应该强调的是“能做什么”。

不要老是在孩子面前强调“不能做什么”。父母开出一张在性行为方面不能做什么的清单，孩子反倒产生“听上去很有趣味，我为什么不去试一试”的感觉。在你说出能做的事情（如握手、拥抱与亲吻）时，必须同时说出下列两种不能做的事情：“结婚以前不能性交”和“永远不能伤害另一个人”。

4. 父母双亲同时施教。

性和爱的教育最大的危险是父母在性道德和性思想方面产生分歧。要知道，孩子往往是最善于利用父母不同意见的“专家”。他们总是有办法为想做或不能做的事情取得父亲或母亲的支持。如果夫妻两人的意见不一致，就很难使孩子受到良好的教育。

5. 性和爱的教育不是一生只有一次的教育。

不要指望进行一次性教育就能使孩子终身免疫，正如一再地要孩子自己整理房间并不能使孩子的房间保持整洁，其中的道理是一样的。在父母不断的“唠叨”中，孩子们至少会懂得：父母双亲重视整洁。同样，他们也能从重复的性教育中了解父母所重视的事情。

互动平台

处于青春期，出现性好奇、性冲动都是正常的。如果你对一些性的相关知识还处于朦胧阶段，就大胆地看一些相关的书籍，或请教你信赖的人。但不要从黄色书刊或影视片中猎奇，那样对你的身心有百害而无一利。

你心里有哪些性的困惑？

5

LESSON

迷人又恼人的性幻想

健康焦点

“通常，我想象光着身子躺在沙滩上，许多人站在我身边指指点点，后来，我爬起来剥光一个女孩的衣服。”

“当我坐火车的时候，我幻想车上所有的女人都没有穿衣服。”

有这种想法的两个男孩非常担心自己会在现实生活中真的做出如此“禽兽不如”的举动来。其实，你完全不必这么担心！绝大多数人是不会做出幻想中的事情的。性幻想是你探索自己性感觉的安全途径，是你自己能够控制的想法，这些幻想可以使你在不能与别人建立性关系的条件下，感觉性快感或性高潮。想法并不会伤害别人，只有行动才会伤人。

有的女孩在性幻想或性梦中，可能会出现被强奸的场面（男孩也会有）。虽然这种性梦和幻想能够产生性快感甚至性高潮，但是，许多人会非常害怕，她们可能会在内心里把自己看作是“下贱”、“淫荡”的女人，这些看法是不对的。

为什么有人会有被强奸的幻想或性梦呢？在我们的社会中，许多青少年为自己的性冲动和性欲望感到内疚，可是又无法让自己的性冲动和性欲望“烟消云散”，于是，想象被强奸就成了一种感受性的方式。

成长故事

成都一个16岁的初中生在网吧学电脑。前不久，他的母亲偶然发现孩子的床垫下有一个笔记本，打开一看，顿时大吃一惊。原来，笔记本上密密麻麻地记载着各种淫秽内容，并写成日记形式。如其中一则是这样写的，×年×月×日，星期×，他计划在某处模拟强奸一位妙龄女子。在笔记本里，有30多篇日记中详细地记录了与女孩发生性关系时要做的动作、步骤、时间长短等，整个过程仿佛身临其境……

特别提示

◎性幻想是花季男女美妙的心事

性幻想也叫性想象，是性冲动的又一种表现。可以通过联想异性的形象，如女性的面容、颈部、乳房、臀部、大腿；男性强健的肌肉、性器官、面部轮廓等，激起人的性冲动。当然可以通过观看电影、图片、摄影、文化书刊等有关性的描写而进行性的想象。有人报道，约有28%的男性和25%的女性在青春期就有了性幻想。性幻想的内容，可以是与自己对象的性活动情景，也可以是别的异性性诱惑的形象。青少年不要为此而烦恼，这不是可耻的，也不是不道德的。这样的情况是普遍存在的。

性幻想主要是由于对异性的迷恋。在青春发育期，我们常会对一些根本不认识自己的偶像产生倾慕和种种幻想，每天望着偶像的海报编织美梦。这种性幻想对于我们有时还有帮助。幻想的妙处在于可以不受时间、空间限制，不怕被别人窥破，容许我们暂时超脱现实；幻想可以加强自我价值观，使我们集中注意自己的优点；幻想还可以舒缓压力和紧张，帮助我们应付情绪压力，并及时减轻妨碍我们获得满足的最大障碍——焦虑。

幻想包括性幻想是每个正常人都可能存在的，它对人们的性爱有一定好处，为以后的性生活增添乐趣，是正常生活的一部分，并非病态。不过幻想宜适度，尤其对于处在花季的少男少女们来说，若只是一味沉溺于性幻想中，则会延误学业，误入歧途，乃至走上性犯罪道路或产生性心理障碍。

家长视频

性教育，家长不能遮遮掩掩。性教育既不是单纯的知识传授，也不是杂乱的信息渗透，而是帮助青少年健康地、文明地、幸福地生活的一项特殊任务。它包含着对少男少女生理、心理发育知识的传授；对其行为的指导和人格的培养；还包括关于男女性别差异与性别平等的教育、爱的教育，以及帮助孩子为婚姻家庭进行准备、保护他们的性健康与生殖健康的教育。总的来说，性教育绝不仅仅是学校的任务，家长必须参与。而且，由于父母与子女之间的天然与亲密的关系，孩子的大部分闲暇时间又是在家庭中度过的，父母就更便于关心、指导孩子的观念和行为。

互动平台

你第一次出现过性幻想是（　）岁，你为此感到焦虑吗？

6
LESSON

手淫的泥潭

健康焦点

手淫是指通过自我抚弄或刺激性器官而产生性兴奋或性高潮的一种行为，这种刺激可以通过手或是某种物体来诱导发生。手淫在青春期的男女中均可发生，以男性更多见。

大约90%的中学生对手淫的看法不恰当或错误。有的认为手淫是“危害健康的不良习惯”，有的认为是“不道德行为”或“犯罪行为”，显然这些看法受传统观念影响很大。我国传统观念认为，手淫可以耗精伤髓、大伤元气，不仅是百病之源，以后还不能进行正常的性生活。在现实生活中,也确有一些青少年因手淫而精神委靡,学习成绩下降，甚至痛不欲生。

其实，手淫的害处并不在于手淫本身，而在于“手淫有害论”带来的心理挫伤，手淫后的恐惧心理、犯罪感、自我谴责、悔恨心理才是一切手淫危害的真正根源。有手淫史的人是很多的，如果把手淫的后果说得危言耸听，那么由诸多有手淫史的男女组成的这个世界，难道还能美好吗？手淫是一种自慰手段，是释放性能量、缓和性心理紧张的一种措施。当然，手淫过度也是不利的，过度的手淫会使肉体的性感高潮在无须异性的正常诱惑下就得以满足，这是一种异常的、变态的性满足方式。所以我们不能笼统地谈论手淫的危害，也不提倡手淫。我国医学专家吴阶平教授对于如何对待手淫的这段话是很有启示的：“不以好奇去开始，不以发生而烦恼，已成习惯要有克服的决心，克服以后就不再担心，这样便不会有任何不良后果。”

附：少女手淫的害处

少女偶尔发生的手淫行为对身体不会有什么影响，但是过多的手淫或者以手淫为嗜好则无论从生理上和心理上都会产生一些不良的影响。少女手淫危害主要表现在心理上：在初期手淫后，伴有生理性的快感，往往会发生惊慌、恐惧、不知所措的情况。好奇心驱使她们到处寻找有关书籍，一旦发现这个行为不好时，就会立即产生后悔、羞愧、担心、忧虑心理，产生对手淫的自责犯罪感和恐惧感，这些心理现象成了她们沉重的精神负担。此后，她们会经常处于追求快感的动机与由此产生的自责的矛盾中，同时强烈持久的性冲动又必然引起头晕、失眠、食欲不振、注意力不集中、记忆力减退等现象，除了这些一般症状外，还可能产生抑郁症、强迫症、精神异常，严重时会损伤身心健康。

由于女性的生理特点，手淫造成的生理危害也是不能忽视的。少女在手淫时，由于手或硬物的不清洁，很容易将病原体带入阴道、尿道内引起感染。

1. 女性尿道长度不及男性的三分之一，而且又接近阴道，手淫可以引起尿道口充血及轻微的损伤，病原体能够通过短而直的尿道，很快上行感染到膀胱处，甚至肾脏，造成感染。轻的可有尿频、尿痛等不适，严重时腰痛、发冷、发烧。如果治疗不及时，会成为慢性炎症，并经常发作。

2. 女性阴道也只有7~8厘米长，正常情况下阴道口是闭合的，起到一定的保护作用。手淫可使阴道口张开，将病原体直接送入阴道，也极易上行感染，引起子宫、输卵管炎症。

3. 性冲动时白带增多，同时阴道口的前庭大腺也会增加分泌液体，这些物质会供给细菌生长的良好条件。手淫可把细菌带入生殖器官内，更容易引发炎症。

4. 正常情况下，女性阴道内是酸性环境，对防止细菌繁殖起到一定作用。但是，当月经期和月经来潮前后，这种环境有所改变，又为病原体的生长创造了条件，如果在这阶段手淫更容易造成感染。

成长故事

据报载，南方某市一个市级领导的19岁的儿子，因经常手淫，担心精液流光，不堪精神重负而自杀。

特别提示

◎如何减少或戒除手淫？

1. 树立对手淫的科学认识，消除心理障碍

染上手淫习惯，形成性心理障碍，都是因为缺乏对手淫习惯的正确认识。因此使青少年建立对手淫的正确认识是消除心理障碍、戒除手淫习惯的关键。

偶尔有手淫行为是青少年在青春发育期的一种正常性冲动表现，并不影响健康，因手淫而造成的羞愧、悔恨、自责心理，甚至产生恐惧感、负罪感，形成沉重的心理负担是不必要的。正确认识手淫可以消除心理负担，振作精神，稳定情绪。一旦形成手淫习惯也不可怕，树立坚定的信念，手淫是可以克服的。要相信，只要戒掉手淫习惯，对身体不会遗留不良后果。

2. 培养理想与志向，增强时效感

中学时代是学习的黄金时代，这说明了戒掉手淫习惯的必要性，青少年要增强时效感，把主要精力集中在学习上，专心致志、奋发图强、积极向上的心理状态，对青少年的性欲有着积极的疏导作用。

3. 教给青少年一些行之有效的克服手淫习惯的方法：

——自我教育、自我暗示法

进行意志和毅力的锻炼，当性冲动一旦出现时，可以进行自我调节，自我控制。尽量控制手淫的欲念，先从减少次数开始，减少到手淫只是极为偶然的现象，直至戒除。

——分神法

每当出现手淫念头时，去做对自己最有吸引力、兴致最浓的事情。如每当想手淫时下棋、听音乐、做俯卧撑、看书……这样可以转移大脑性冲动的兴奋点，制约性冲动。

——抑制法

利用大脑皮层的机能特性——“优势法则”有意识地增强学习兴奋灶，抑制手淫冲动的杂念，大脑皮层中形成学习优势兴奋灶，从而使其他部位处于抑制状态。学习越专注，处于优势兴奋灶区域越具有良好的应激机能，并能进一步提高学习效率，有利于克服手淫习惯。

——积极地参加正当的文娱、体育活动，扩大业余爱好，充实课外生活，使课外生活丰富多彩，可以淡化和转移性欲而无遐想手淫之事。

——建立有益身心健康的生活制度，养成有规律的生活习惯。定时睡觉、起床，不睡懒觉，不赖床，睡前避免过度兴奋，不看色情书、画,这对减少性的刺激与控制性欲起积极作用。睡眠以右侧卧为佳，不要俯卧，被子不要过厚。

——有选择地阅读书刊，要选择科学的性知识读物，可以帮助青少年从医学和健康卫生的观点去了解性生理、性心理现象，使之做出积极的、适当的反应，从而排除有碍身心健康发展的消极因素。不要阅读黄色淫秽书刊，交朋友要采取谨慎态度。

——消除形成手淫习惯的生理原因，如包皮过长、包茎应进行手术治疗。

4. 青少年日常生活中应注意的问题

日常生活中的一些其他习惯也会减少或避免引起对生殖器的刺激。

——经常清洗外阴，消除积垢对生殖器的刺激。

——不要憋尿，避免膀胱过分充盈引起刺激。

——内裤不要过于紧小，防止摩擦外生殖器而引起刺激。

——膳食上多吃新鲜蔬菜和豆类食品，少吃刺激性食物。

家长视频

发现孩子自慰怎么办?

孩子进入青春期后，第二性征开始显露，他会对自己的身体感到好奇，并有性冲动出现，常伴有自慰行为。首次自慰往往是无意中发生的，因引起了性兴奋和快感，以后就会刻意去寻找这种快感。训斥和责备不仅不能收到好的效果，反而会使孩子产生排斥或自卑心理。家长可以大方自然地把正确的生理卫生及性知识教给孩子，让孩子认识到性不是神秘的，适度的自慰是正常的现象，但过于专注性、过度自慰会引起身体的不适且影响心理健康。要从生活上、身体上、精神上给孩子更多的关爱。尽量抽时间与孩子沟通、陪孩子一起玩，及时了解孩子的心智发育状态。鼓励孩子多交一些朋友，多参加一些课外活动，培养个人兴趣，把注意力转移到其他方面。

互动平台

你有手淫的习惯吗？如果有，请参照“特别提示”中的方法进行自我调节，很多青少年就是通过上述方法缓解或戒除了手淫。

7
LESSON

你与你身边的异性

健康焦点

少男少女的交往大都是同学或邻里之间，没有政治和经济的利益关系，也没有不同社会角色的相互利用，所以他们之间的交往是单纯的、自然的，感情也是真诚的。但是青春期又是异性交往的敏感期，性心理和性生理不断成熟，使得少男少女在两性面前显得困惑或手足无措。一方面对异性有着好奇和神秘感，另一方面又显得矜持而羞于接近。研究发现，少男少女的交往有利于增进对异性的理解，丰富自身的情感体验，扩大生活交际的范围，增强与人沟通的社会交往能力，学习上互相取长补短，有利于身心健康，促进人格的正常发展。

成长故事

初二女生常某在妈妈逼迫下，将一名男生给她写的信交给了老师。从此，她十分自责，经常做噩梦，并且不敢抬头看同学和老师，学习成绩受到极大的影响，不知该怎么办。

高一女生吴某的母亲只是偶然碰到她与一位男生一前一后走出校门，就认定她与那个男生关系不一般。由此，父母禁止她参加学校篮球队的活动，也不允许她当班干部；还经常检查她的书包，甚至父母有时到学校门口接她回家，看见她与男生说话就盘问个没完没了，还不允许她解释和申辩。吴某非常痛苦压抑，学习成绩和人际交往都受到影响。

特别提示

◎少男少女如何交往

1. 要认识到与异性交往是人类生活中不可缺少的重要组成部分。 少男少女萌发的相互吸引是性心理和性生理走向成熟的必然结果，是一种正常的自然表现。以相互学习、互相帮助、坦然面对的心理进行交往就能使双方心情舒畅，强化良好的行为，增强上进意识。所以少男少女的交往以集体的方式为好，有异性参加的集体活动往往使参加者心情舒畅，团体气氛活跃，效率也高。

2. 充分体验、区分、探索友谊和爱情的界限。 把握好双边关系的程度，保持纯洁无私的友谊。但少男少女往往分不清友情和爱的关系，如果少男少女过于频繁地单独交往，这时的异性关系容易超过普通交往的界限而过早地萌发对异性的情爱，一旦出现早恋，就会整日沉溺于对爱情的幻想中，影响学习和身心健康。因此少男少女在交往中要注意掌握分寸，要做到仪态大方、感情自然，言谈举止适当，把双方的友谊建立在互相学习、互相帮助、相互竞争的基础上，相信友谊会持久的。

3. 少女在与男同学交往时，要锻炼自己控制情绪的能力。 一般少女时期的情绪很不容易控制，常常容易从兴奋的高峰一下子跌入抑郁的低谷，而喜怒无常。如果任凭这种情绪发展下去，很容易引起异性的反感，而失去许多朋友。

4. 避免出现单相思的情况（以少女居多）。 暗中思恋某同学，虽无过多接触，内心却朝思暮想，表面上还要做出排斥异性，拒不接纳的姿态，这种现象由青春期异性交往的敏感性所造成的内心向往、外表抵触的矛盾心理，影响与异性的正常交往，交往时容易出现紧张、胆怯继而产生自卑、孤僻、冷漠等消极情绪体验。故要经常参加集体活动，当你在集体中与男生并肩赛跑或同台演出时，在其心理占主导地位的不是性别差异，而是竞争表现。所以你应该充分利用每一次集体活动机会与男生进行交往，并在交往中进一步认识男性，认识自我，从中获得健康、热烈而又纯洁的情感体验，从而解除单相思痛苦。

家长视频

父母对孩子异性关系的误解

误解一：学生的主要任务是读书，与异性交往是长大以后的事。

这种说法听起来颇有道理，事实上却自相矛盾。一方面，它把学生看作一种职业，认为这种职业的本职工作是读书，做其他事都有不务正业之嫌。这是以成人的标准来要求学生。另一方面，它又认为学生是小孩子，不能去做异性交往这类只有大人才能做的事。这两方面的看法显然矛盾，而且它们都不成立。

首先，学生的主要任务是成长，而不只是读书。成长包括很多方面，如身体的发育、社会心理的发展、个性的形成、智力的进步、道德品质的培养等等。读书求知主要涉及智力发展，只是成长的一个方面。学会与人交往，包括与异性交往，是个人成长不可或缺的内容，因此，它也是学生学习的任务之一，是一门意义重大的功课。这门课不在升学考试的科目之列，却会考人一辈子。

其次，心理学的研究表明，学会与异性交往，学会社交是青春期最重要的社会目标之一。按照人类心理社会发展的自然进程，一个正常人从初中开始就需要学习建立异性友谊。因此，与异性交往并非是“长大以后的事”。

误解二：中学生还不成熟，不懂事，不具备与异性交往的条件。

这一看法的潜台词是：与异性交往是一种很特别的任务，需要准备好特别的能力，而这种能力又不能通过与异性交往本身的锻炼来形成。这实际上是在将异性交往神秘化，把与异性交往划为禁区。它可能成功地阻止一些青少年的尝试行为，但是，它同时也加重了青少年在异性交往方面的心理负担，给青少年增添了不必要的社交心理障碍。不错，青少年确实还不成熟，在与异性交往时肯定会遇到不少困难，出现一些问题。但是，人的心理成熟不可能靠坐等得到，与异性交往的技能也只能在实践中去摸索、去提高。事实上，一个没有学会与异性交往的人很难说是一个成熟的人。在一定程度上，学习与异性交往是青少年走向成熟的一个重要途径。

误解三：与异性交往会分散精力，影响学习。

这种说法是很多家长反对学生与异性交往的主要理由之一。他们往往举出不少事例来说明此观点的正确，诸如某某人因为“早恋”而没有考上大学之类。其实，如果仔细推敲，他们的论据并不能证明论点。许多因与异性交往而影响学习（主要影响考试成绩）的人，真正的原因并不是分散了精力，而是承受不了巨大的精神压力，这种压力又往往来自教师或家长对于异性交往的过敏反应。精力不是一个静态的固定的东西，一个人在某个时期的精力大小或多寡，有很大的伸缩性，而且受到情绪的强烈影响。心情不好时，人们往往无精打采；心情愉快时，人们就会浑身是劲。研究发现，一个与异性交往很成功的人，往往情绪饱满，精力充沛，学习和工作的效率都很高。因此，与异性交往本身并不会对学生造成负面影响，相反可能还有积极作用。当然，在与异性交往时，可能会产生一些矛盾，遇到某些挫折，影响人的情绪，但是，出现这种情况的时候并不多。根据这些去反对孩子与异性交往是不可取的，正如不能因噎废食一样。对上述误解，我们可以说一句针锋相对的话：只知道读书会花费太多的精力，以致影响异性交往。在一些名牌大学里，有不少只会读书考试，不善与人交往，尤其是不会与异性交往的学生，他们出现问题的概率很高，一些人最终因为情感问题而痛苦不堪。

互动平台

1.你有要好的异性朋友吗？你是否有过想和他（她）恋爱的念头？你的父母认识你的异性朋友吗？他们对你与异性同学的交往采取何种态度？

2.以散文的形式描述你的一位异性同学，说明你为什么喜欢同他（她）交往，以及你们在一起度过的快乐时光。

8
LESSON
爱情　早恋

健康焦点

恋爱是男女之间互相依恋、互相爱慕的行为表现，是人生的一种十分美好的情感体验。早恋是指青春期或青春期以前的少年出现过早恋情的现象。多与环境因素引起的性早熟有关，一部分也与孤独、空虚有关。陷入早恋之中的少年男女因相互吸引、相互爱慕、相互支持，情绪是欢愉的，恋情是纯真的。

“早恋”与正式恋爱是有区别的，也就是说这种性爱是不自觉的、缺少理智的、不考虑各种社会因素和实际条件的、完全自然的感情流露。

青少年早恋的几个阶段：

1. **确定目标**。开始关注某一个异性，默默地思念，这一阶段可有眉目传情、暗送秋波的表示。有些中学生的早恋只停滞在这个阶段，成为“单相思”，不敢与自己喜欢的异性交往，也会形成情绪障碍，影响正常生活和学习。

2. **有所行动**。中学生异性之间写情书、递纸条、赠小礼物等，即是对某一异性有好感的表示。同时可有约会行为，如一起逛公园、看电影、外出旅游等。

3. **频繁约会**。逐步进入一对一的比较稳定的约会，可能公开化，似乎已经确定了“恋爱”关系。

4. **发生性关系**。虽属少数，但近年来有增加的趋势。

成长故事

这是一位中学生写给某心理热线的求助信：我是一个高中生，面临考大学，而且马上就要期中考试了，但我总是分心，总为一件事，那是关于感情方面的。我喜欢上同校的一个同学，他比我高两届，是复读班的。我曾大胆地告诉过他，他显得十分高兴，以后我们经常在一起吃饭，那时候我很快乐，但我总觉得他在逃避我，我好难过！记得情人节那天，我们年级放假，我特意到学校送他一盒巧克力，他很高兴，后来我问他吃了没有，他说没吃放在家里。可后来一个和他同班的朋友告诉我他吃了，我听了心里很不舒服。以后一些事，他好像总是在敷衍我。最后一次他突然告诉我，让我做他的妹妹，当时我什么也没说，到现在已有两个多月了，我都没有跟他讲过一句话。我只能天天学习，想忘掉这不开心的、让我伤心的事情，可我总是忘不了他。在课堂上老爱分神，平时也经常想着他。快期中考试了，我怕考出的成绩不理想。我该怎么办？如何让他从我记忆中消失？如何让我不再回忆我们以前的一些快乐往事？

特别提示

◎如何克服早恋

1. **要清楚地认识到早恋的危害，用理智来战胜这不成熟的感情。早恋最直接的危害是严重干扰学习。**由于整日整夜满脑子想着自己喜欢的那个异性，因此，会使你没心思去学习，也觉得学习没多大意思，上课注意力就难以集中。由于没有认真听讲，因此，学习成绩就会越来越差。有人说，事业的引力、爱情的驱动力、歧视与压迫的反作用力，是人生的三大动力。因此，早恋处理得好，可以产生“合动力”。有关统计材料表明，那些在中学时代就耳鬓厮磨、如胶似漆地恋爱的人，大都会学业荒废，爱情失败，甚至有的由“爱得深”变为“恨得深”。相反，那些把爱深深埋在心底，一心向学的青少年，不仅事业有成，而且能够赢得爱神的青睐。因此，青少年要把眼光放得远一点，要用理智战胜自己的感情。毅力的真谛是战胜自己，你能战胜自己，便会摆脱早恋。

2. **要注意心理卫生，不看不适宜的报纸杂志、影视节目，把精力投入到学习中去，多看一些伟人的传记，培养自己的意志力，树立远大的奋斗目标。**有些青少年早恋或者单恋，喜欢夸大自己在对方心目中的地位，认为对方的一言一行都与自己有关，甚至是受自己影响的。对方成绩下降，挨了老师批评，以为这是因为自己的缘故，因此，替对方难过；对方近日精神不振或者消瘦，认为这是因为对方想念自己的缘故，因此，自己很感动。青少年的这种心理，其实是一种“自作多情”。

3. **正确处理早恋和男女生正常交往的关系。**每一个步入青春期的少男少女，随着生理的逐步成熟，会开始关注异性同学，并希望了解他们，与他们交往，这是一种正常的心理现象。青少年对异性的依恋并不是有些家长和老师所认为的那样，是一件丢人和见不得人的事，这与道德品质无多大关系。绝大多数青少年都“早恋”或“单恋”过一个自己很喜欢的异性，关键是青少年如何正确处理早恋和男女生正常交往的关系。不要过分地敏感，不要以为异性对你好一点就是爱上了你，也不要动不动就向人家表达爱意。

4. **多参加集体活动，分散独自喜欢一个异性的注意力，不要与异性单独交往。**通过参加有意义的集体活动，可以陶冶自己的情操，树立远大的理想，并获得同学们的帮助和友谊。同时，这样做，能分散你早恋的注意力，减轻你的烦恼。也能使你冷静下来进行思考，淡化你对你喜欢的异性的强烈情感。现在没有早恋，也许不久就会早恋，因此，应尽量避免同异性同学单独交往，因为受生理、心理因素的影响，青少年“爱”的火焰，随时都会被异性点燃，到那时，你就是想让它熄灭，也都难以做到。

5. **设法摆脱早恋。**当有人向你表示爱意或求爱时，当你对异性萌生爱意时，可采取如下方法：

——转移法：把精力转移到学习上去，用探求知识的乐趣来取代不成熟的感情。

——冷处理法：逐步疏远彼此的关系，以冷却灼热的恋情。

——搁置法：即中止恋情，使双方的心扉不向对方开启，而保持着纯洁的、珍贵的友谊。

家长视频

孩子早恋无论怎样隐蔽、含蓄，总会出现一些信号，家长应及时发现，并给予正确的疏导。孩子早恋的信号是：精神恍惚，心绪不安，总想借口外出，诸如到同学家做功课等；追求时髦，讲究打扮；喜欢看描写爱情的小说、影视；喜爱打听及谈论男女之间的私情；跟父母交谈少了，有时沉默寡言，独自想心事，伴随上述迹象出现的，还有学习成绩明显下降等。

对未来充满理想，对异性充满好奇和向往，这是孩子成长过程中出现的正常现象。因而，一旦发现孩子早恋后，家长要泰然处之，做到“五不”：不歧视、不讥讽、不声张、不训斥、不惩罚。家长应及时跟孩子谈心，从生理和心理上分析早恋的原因，教育他们不要过早地把精力放在恋爱上面，要使他们懂得早恋的害处，让他们知道早恋对学习、对今后家庭生活都会带来不利影响。同时，可以采用情感转移法，引导孩子参加有趣的、有意义的集体活动，培养他们对各种文体、科技活动的兴趣。

家长切忌态度粗暴，简单打骂，否则会使孩子产生逆反心理，对教育更为不利。

互动平台

1.你常常默默地关注班上的一位异性同学吗？他的一举一动是否都牵着你的视线？你准备怎么办？是努力把注意力集中到学习上，还是想找个机会向他表达你的情感？

2.你有过早恋的经历吗？或是正在偷偷地和一位同学恋爱着？

3.“初三的学习紧张极了，我也不想分心，把思想转到别的地方。可是我在这三年的学习中不知不觉地喜欢上了一个人。我一见到他和别的女生在一起就有一种异样的感觉，而我又不能把我的想法说出来。还有不到一百天就要中考了，在这冲刺阶段把这件事告诉他，我想对大家都不好，我真的不知该怎么办了！”

你能帮这位苦恼的同学出个主意吗？

3.请阅读下面的文字：

费尔巴哈说过：“爱就是成为一个人。”爱情作为人类精神的一种最深沉的冲动，它有别于其他生物类的浅层生理冲动，其“深沉”正是由于人的道德、伦理、审美等诸多意识因素给予生理冲动的一种感受。所以，爱情才成为人类独享的一种情感，而人类以外的任何生物都不具备这种情感。爱不是随着人的生理成熟而自然可以具备的。作为一种崇高的情感形式，它必须在后天的教育中才能成熟，而且，它的意义不仅仅局限于男女之情，而是可以作为衡量一个人是否成为真正意义的人的标尺。

爱情是如此美丽，未成年的你，还尚未做好恋爱的准备，对吗？

9

LESSON

“禁果”就像带刺的仙人球

健康焦点

有的青少年在中学期间就与异性发生性关系，其实，这既不是真正的爱情使然，又与未来的婚姻无关，而多半是在迷茫无知中听任本能驱使的一种盲目行为。我们应该知道这种行为的危害后果：女孩可能怀孕、堕胎，这会给她的身体和心理都带来极大的伤害。男孩要对女孩怀孕、堕胎的后果负责，但他没有这个能力，这会给女孩带来更大的伤害，也会给男孩子增加痛苦。在青春期，你还没有完全成熟，缺乏责任感和自制力，一旦有了性关系，你可能难以自制，你可能会与多个异性有性关系，这样会严重影响你的人格发展。还可能被传染上性病甚至是艾滋病，如果真是这样，你将追悔不已。

附：给男孩的话

当你与自己喜欢的女孩发生性关系时，你要知道，这是你一生中将要作出的最重要的决定，因为这个决定会关系到你一生的幸福。

你是一个男子汉，你要对你喜欢的女孩负责任。无论你们将来是否结婚，你都不能伤害她的身体、她的心灵。

如果你喜欢的女孩子不再喜欢你，你要尊重她的选择，不要失去理智，做出违反法律或伤害自己的事情。

附：给女孩的话

当你与自己喜欢的男子发生性关系时，你要知道，这是你一生中将要作出的最重要的决定，因为这个决定会关系到你一生的幸福。

如果你失去理智，与你喜欢的男子发生了性关系并且怀孕，你一定要告诉你的父母或你信任的成年人，他们会理解你并能够帮助你渡过难关。不要因为害怕他们责备你，你就对他们隐瞒真相，这样你就得不到他们的帮助，将对你的健康非常不利。

要珍惜自己的生命。当你与你喜欢的男孩发生了矛盾，或他不再喜欢你时，不要用自己的生命做赌注，不要为一段不成熟的爱放弃自己宝贵的生命。因为生命属于你自己。要爱惜自己的身体。如果你因多次怀孕而承受多次的人工流产手术，你的子宫将会受到严重创伤，当你找到真爱并结婚时，你将很有可能不能生孩子，这不利于你家庭的幸福和美满。

成长故事

一位母亲上班中途回家拿一份急用的材料，赫然发现读高一的儿子脱得一丝不挂正在与一位同样赤裸的小女生在沙发上演“激情戏”，电视机正在播放性爱偷拍光盘。该学生学习成绩一直不错，到母亲发现时，已是第七次偷吃“禁果”。

晓兰是初三年级的女生，生活在一个父母离异的家庭里，与父亲生活在一起，缺少其他同龄人所拥有的母爱，这对她来说无疑是一个心理上的创伤。在她18岁时，认识了高考落榜的高三学生小勇。他们来往很密切，小勇常在校门口等晓兰下课一起出去幽会。在他们相识的短短几个月里，晓兰经常旷课，成绩也急剧下降，直到有一天她离家出走了，其父才把事情告诉了班主任，在班主任老师的帮助下找到了晓兰。晓兰告诉父亲，她住在一个女生家里，还让那个同学来为她作伪证。老师亲自到晓兰家中了解情况，收集了许多线索并掌握了大量证据。然后，找到小勇对他进行耐心的教育，小勇承认了曾与晓兰同居过的事实。

特别提示

◎少女应怎样抵制性诱惑

进入青春期的少女，生理上的发育已趋成熟。性成熟引起性意识的萌动，从心理上产生一种对异性的好奇心和吸引力，而在感情上却存在易转移、易冲动、意志薄弱、自制力差的弱点，很容易受外界的性刺激和性挑逗而引起性冲动。加上少女又最容易引起男子注意，因此受到形形色色的性诱惑是常有的事，如不小心，便会尝到失身的苦果。所以国外心理学家把青春期性成熟阶段称为“危险性期”。女孩子性犯罪大部分都开始于这个阶段。有些别有用心的人，正是利用少女这些心理为突破口，拉女青年“下水”的。

他们惯用的手段为：一是性欲的挑逗。利用少女的幼稚和无知，利用淫秽图片、书刊、录像来挑逗少女的性冲动，使其就范。二是物质的利诱。三是感情的诱惑。

家长视频

无论孩子的性越轨是自发的，还是暴力胁迫的，当周围的亲人知道事实后，首先应避免的是感情用事、雪上加霜。特别是父母，作为孩子身边最亲近的人，他们的影响作用是毋庸置疑的。当受到冲击的孩子认为自己再也不纯洁了，父母的关心爱护便是使其重新振作回头的首要条件。

尽管父母生气、情绪激动，但一味就此攻击孩子，会让孩子觉得这一错便没有生路，只有将错就错，一错到底了。“小色鬼”、“小骚货”这种污辱性的“贴标签”做法，只能使孩子在歧路上越走越远。偶尔的过失变成了问题行为，进而发展成为性犯罪，这绝不会是家长愿意看到的。

其实，事后的关怀只能是亡羊补牢，事前的爱才更为可贵。如果能平等地对待子女，多给子女一点爱，孩子就会感受到家庭的温暖，如果父母多些与孩子平等交流的机会，那尚在成长中的青少年就能更乐意地听从父母的意见和指点，能更注重从家庭中寻求情感寄托，而不是去和一个外人打交道。

互动平台

你知道什么是性道德吗？

青春期性道德规范是用来调整少男少女关系的行为准则。其中包括：

男女平等，尊重女性，是青春期性道德的基本要求。对女性的态度是衡量一个人文明水平的尺度。

男女交往互尊互爱。举止言谈要文明有礼，做到语言文明，行为得体。异性交往要自然大方，以诚相待。

自尊自爱。仪表、仪态要端庄，在与异性的交往中要懂得维护自己的尊严。培养良好的性道德行为习惯，要从日常生活小事做起。

10

LESSON

如果真的发生了“那种”关系……

健康焦点

婚前性行为，是东方人的传统性观念所不能容忍的，常会引起青少年的心理危机。尤其是女孩担心未婚先孕，有的未婚女青年、女中学生经常陷入苦恼之中：不知道自己是否怀孕了？未婚先孕怎么办？

“怀孕”是性游戏的最大风险。即使是已经成年的大人，一旦听到“怀孕”这两个字，也不免要紧张或激动。如果是年轻小情侣碰上“怀孕”这种事，那才更麻烦呢。所以聪明人绝不收拾烂摊子，四处打听堕胎方法不但不聪明，也可能导致女生不孕，风险实在太大了。

有些年轻人受到社会上一些“性自由”的错误观念的影响，对婚前性行为抱着无所谓的轻率态度，而对避孕知识又一无所知，缺乏自我保护意识，结果造成未婚先孕，反反复复去做人工流产，甚至造成盆腔感染性疾病或性病，给身心带来很大损害。

成长故事

据一位妇产科医生的叙述：有一个女学生曾在她那里做过4次人流。第一次是该学生读初三年级的时候。她来看医生，说自己很久没有来月经，化验尿液后呈阳性，做B超后，证实怀了孕。医生问她是怎么回事，她说，觉得好玩，就怀上了。

那名学生长得很漂亮，性格也挺活泼。谈话中了解到，她父母刚离婚，她与母亲一同生活，但母亲不久就出国了，把她放在外婆家。外婆根本管不住她，她觉得挺寂寞，没有人关心，就找了一个男朋友。医生跟她说了一通道理，说她还没有长大，人流以后会对身体、心理产生不好的影响等等，叫她千万不要有第二次。

但没想到过了两三个月，她又来了，这次她是和一个男生一起来的。她又怀孕了。医生有一种说不出的滋味，帮她解决问题后，非常严肃地对她说：“下次我可不管你了。”又讲了一通道理后，她连连点头，说我听你的，以后不会再做了。

过了挺长一段时间，女学生没有再找过这位医生。没想到有一天，读高一的她又找上了门，还是那个问题——怀孕了！医生说，你再这样下去，谁都救不了你了，到头来受伤害的是你自己。女学生信誓旦旦地说再也不敢了。但过了一段时间，她又来了，说这次是同学过生日，喝醉了导致的。

后来她还到医院去过两次，原因是出血太多，并且有血块，这是自然流产造成的。前后算起来，这名学生在短短的两年间至少怀孕6次。她告诉医生，她身体好像不如从前那么好了，经常觉得累。这时她才真正意识到后果的严重。

特别提示

◎中学生应该了解的避孕知识

1. 男用避孕套的功能

男用避孕套的功能是由天然乳胶薄膜制成的一种男用避孕工具。在性交前套在阴茎上，射精时让精液排在避孕套前端的小囊内，使精子不与卵子相遇，从而达到避孕的目的。这种避孕工具使用方法简单，只要正确掌握避孕套的使用方法，而且每次房事坚持使用，其避孕效果是十分可靠的。因此，男用避孕套已成为世界上最常用、最无害的男用避孕工具。避孕套除了可以避孕外，还可以预防性传播疾病，尤其对艾滋病的预防，能起到极其重要的作用。

2. 外用避孕药有几种？

外用避孕药的种类很多，包括外用避孕药膜、避孕药膏、外用避孕片和外用避孕栓等。

无论是哪一种的外用避孕药，其主要成分是非离子型表面活性剂，这些药物的作用是直接杀死精子或改变精子的渗透力、造成精子的死亡，使精子失去活动能力，以达到避孕的目的。

使用外用避孕药避孕，一定要掌握正确的使用方法，这是避孕成功与否的关键。例如，外用避孕药膜避孕，若女性使用，在药膜放入阴道深部大约5分钟后，待药膜溶解方可进行房事，否则就可造成避孕失败。

3. 什么叫紧急避孕？

紧急避孕是指在没有防护的性生活或避孕失败后，在一定的时间内采取的一种紧急补救措施，以预防非意愿怀孕的发生。紧急避孕是一种临时采取的紧急方法，不适宜作为经常性的常规避孕方法。

具体地讲，紧急避孕的定义是指未采取避孕措施下的房事或避孕失败后，在72小时内服用紧急避孕药或在120小时内去放置一种宫内节育器以避免怀孕。

紧急避孕所采用的方法，无论在使用的时间或药物的剂量和方法上，都与常规避孕方法不同，是有一定的时间限制的，超过所规定的时间范畴，就达不到预期的目的。

4. 怀孕检查是怎样一回事?

尿液检查是最可靠的检查是否怀孕的方法，与其徒劳地等待月经的到来，不如送一瓶尿样到门诊部，短短几分钟就可得到详细的结果。

另一种可行的、不引人注意的方式是买测试纸，这样你可以自己来检查，每张试纸只能用一次。

5. 什么是人工流产?

人工流产即是堕胎，即用人工的方法中止胎儿的发育。用动手术的方法将孕妇肚子里面还未发育完成的小生命取出来，这是一件非常残忍的事。一是婴儿还未到这个世界便死掉；二是动手术时会流失大量的血液，孕妇的性命也危险，如果手术动得不好，弄伤了孕妇的子宫，以后想生小孩子便难了！

11 LESSON 拒绝性骚扰

健康焦点

性骚扰是一种不受欢迎或不被接受的性侵犯、性要求和具有性意味的言辞或行为。换句话说，若某一方用各种方法去接近、或尝试接近另一方，而另一方没有兴趣、不喜欢、不愿意，或不想要这些带有性意识的接近，便可以说是性骚扰。

一般较常见的性骚扰可分为：

1. **身体的接触**。不必要的接触或抚摸他人的身体、故意擦撞、强行搭肩膀或手臂、故意紧贴他人等。如在公共汽车上，故意紧贴着对方的身体；在街道上故意接近他人，产生身体上的接触或碰撞等。

2. **言语的接触**。不必要而故意谈论有关性的话题，询问个人的性隐私、性生活，对别人的衣着、外表和身材给予有关性方面的评语，故意讲述色情笑话、故事等。如以电话调查为借口，询问有关性的问题，“你今天穿着得很性感啊”等。

3. **非言语的行为**。故意吹口哨或发出接吻的声音，身体或手的动作具有性的暗示，用暧昧的眼光打量他人，展示与性有关的物件，如色情书刊、海报等。如对路过的女性吹口哨或发出尖叫声等。

4. **以性作为贿赂或威胁的行为**。以同意性服务作为借口，来换取一些利益，甚至以威胁的手段，强迫进行性行为。如老师暗示要求约会，作为承诺及格或加分的条件等。

成长故事

北京某小学的体育老师翟某于1999年3月至2001年1月期间，借口做“实验”，将本校3名女学生骗至该校体育器材室、广播室等处奸淫，这3个女孩平均年龄只有9岁。此外，他还以量衣服、做实验为名，猥亵了14名不满14岁的该校女生。每次发泄完兽欲，他都吓唬小女孩说“不许对别人说，否则就杀了你!”案发后全校哗然。谁也没想到，为人师表的翟某竟是一个色狼。

这些受害的小姑娘迫于翟某的淫威，只好忍受着这个色魔的摧残。很多被他蹂躏过数次的女孩事后不敢告诉老师、家长，只能偷偷哭，做噩梦，身心受到了严重摧残，直至翟某的无耻行径败露。一位从事青少年教育工作的人士说，翟某之所以在校园内大施淫威长达两年，正是抓住这些小姑娘害怕、不敢告诉家长的心理。所以女学生在受到侵害，尤其是性侵害时要敢于维护自己的权益，叫这样的“色狼”死无葬身之地。

特别提示

◎青少年如何避免性骚扰

第一，不轻信任何自己还不了解的人。对于过分热情的所谓“好心人”，要提高警惕，不单独和这样的人在一起。不同不熟悉的异性单独呆得太久或太晚。对有性过错的人，或言谈举止轻浮、有不良企图的人，绝不单独与之来往。

第二，晚上不一个人单独出门；更不能赌气离家出走，在别人家或外面过夜；不到僻静的地方去；不随意搭车；不到营业性歌厅、舞厅、酒吧去；不单独或随家长以外的人去宾馆、饭店。

第三，不对异性轻易动感情。不在衣着打扮上引起对方的非分之想，或使坏人误以为是“同类”而进行骚扰。不开不雅的玩笑，更不能过分亲昵，相互动手动脚。对纠缠不休定要与你“交朋友”的人，要断然拒绝，必要时报告家长、老师。遇到坏人威逼利诱，要奋力跑向人多的地方大声呼救；或巧妙周旋，找机会逃离。当熟人、亲友、长辈对你有不轨行为时，要勇敢地反抗，求助于父母、家人和能够保护你的人，也可去公安局、法院寻求保护。

第四，不看黄色书刊和录像片，不“早恋”，不与异性在公共场所以外的地方单独约会，不贪小便宜，不接受别人的小恩小惠。

总之，无论男生、女生，都应自尊自重，大方、坦诚地与人交往。不交坏朋友，不受他人的唆使利诱，尽量避免和减少性骚扰，坚决反对和制止性骚扰，保护好自己。

附：少女自卫术

1. 怎样对付攻击者跟踪？

第一个策略是提高警惕性，熟悉周围环境，包括撤离路线，到安全地带的距离（派出所、商店等）。

判断走路时是否被跟踪的方法：

——穿过马路，改变速度，转弯，看看攻击者是否继续跟踪。你可以回过头来，或利用汽车后望镜、玻璃窗确定攻击者的位置。

——你可以走进营业的商店，进电话亭打电话，或假装等车子，这时候你可以做好防卫的姿势，如侧过身来，不让攻击者避开你的视线。

——你可以离开马路，这样可以防止攻击者抓住你，强迫你上车。

走路被跟踪的防卫措施：

——你可以和后面的人说话或叫喊，好像你和他们认识一样。

——拦住一辆车或站到等绿灯的汽车前面去，这样可以吓跑可能的攻击者，或者起码在攻击升级的时候有个目击证人。

——跑到附近的派出所、商店或者人多的地方去。

——背靠墙或其他障碍物站好，等候攻击者接近，必要时采取反击措施。

2. 怎样对付偷看者？

锁好门窗，保证住房安全。不以任何方式去和偷看者接触，不离开安全的地方。

——装作没有看见攻击者，免得刺激他，关上窗，拉上窗帘、百叶窗。

——叫警察。

——准备对付攻击者，如找件武器等。

假如你要和攻击者接触，站在安全的地方口头警告他，说要去报警或叫大楼管理人员。假如攻击者继续偷看，继续警告他。

3. 对付露阴者的方法？

——如果是在马路上接触，不要停下来，继续走。不要去注意他，避免看其下身部位。假如你想有所表示，可以用果敢的眼神看他，不要做出任何害怕的反应。

——假如是在没有人的死角里被迫接近，那就摆好自卫的姿势，并且准备好把防卫手段逐步升级。

——向警察报告，描述那个人的脸部特征、衣着、身高和其他任何能识别他的特点。

4. 被强奸了怎么办？

一旦被强奸，你所要做的最重要的事情就是求助。可是许多女孩会首先想要回家洗澡，想要忘记所发生的一切。很多被强奸的女孩没有把受害的经历告诉任何人，时间长达几年之久。

你可以想怎么做就怎么做，但请考虑两件事：第一，你需要及早接受医疗处理，这对你情感上和肉体上的康复都是很重要的，即使你没有明显的伤势。第二，如果你准备起诉，那就先不要洗澡，因为你很可能洗掉关键的证据。

家长视频

让女孩远离性侵害

告诉女儿，如果外出，应该选择自己比较熟悉或者安全的路线行走，尽量避开偏僻和陌生的地方。

告诉女儿，如果晚上外出，应该结伴而行，同时衣着不可过于暴露，不要过于打扮。

告诉女儿，外出时要多留个心眼，不要随便和陌生人搭腔。万一有人盯梢或纠缠，尽快向人多处靠近，必要时可大声呼叫。

告诉女儿，外出后，应该随时与家长保持联系，告知自己的方位。未得到家长许可，不可在别人家留宿。

告诉女儿，应该避免单独和男子在家里或是宁静、封闭的环境中会面，尤其是单独到男子的家里去。

告诉女儿，在外不可随便接受陌生人给的食品，拒绝男士提供的色情影视录像和书刊图片，防其欲谋不轨。

告诉女儿，独自在家时，不要随便开门，要拒绝陌生人进屋。对自称是服务维修的人员，告知他等家长回来再说。

告诉女儿，如果晚上单独在家睡觉，一定要关好门窗。如果觉得屋里有响声或有陌生人进入，应该大声呼救。

告诉女儿，万一受到了性侵害，切不可因害羞、胆怯而延误时间，丧失证据，一定要尽快告诉家长或报警。

互动平台

以下三个案例都是青少年在遭遇性骚扰时可能发生的情境，请你仔细阅读，如果你遇到这种事，会采取何种做法？

案例一：青青出了校门，发现了那个不知姓名的男生又在等她，她心情很乱地退到了校传达室的后面。在班上有几个同学传说校门口总是有坏人专找女生交朋友，但是这个人看上去不像坏人。人比较文雅、礼貌，他说自己只是想做她的“哥哥”保护她，同时，他又一个劲地夸她漂亮。前几次，青青拒绝了他，今天他又来了。青青心里有一种满足感，莫非自己当真漂亮！不过，又感到很不安。青青躲在传达室里，不知怎么办。

案例二：园园第一次出远门，到外地姥姥家过暑假，出了车站，站在这座陌生城市的一个路口，她放下旅行包，休息一下，四处张望。一辆风驰电掣的轻骑车停在她身旁。“怎么，小朋友，我可以帮助你吗？”一个男子的声音从红头盔盖下发出来。园园怯生生地问：“请问，人民路怎么走？”红头盔一笑：“不远，你坐后头，我带你去。”那个人见园园没动，又笑道：“我不要你钱，只是顺路带你。”说着，就要伸手帮着提旅行包……你说能上他的车吗？

案例三：秋萍在学滑冰，突然被人重重撞倒，抬头一看，一位男青年掐着腰站在她的面前，他粗野地问：“会不会滑，不会滑靠边。”秋萍正想争辩，滑来一位英俊的青年，他推开那个粗野的青年：“别欺负人家女孩子，你撞了人还有理！”说着把秋萍扶起来，那人骂骂咧咧地走了，英俊的青年主动教她滑冰。散场时，小伙子提出一个请求让秋萍非常为难：“咱们去咖啡屋或大排档坐一会儿好吗？”他们是一伙的吗？你说能去吗？

12
LESSON

远离性疾病

健康焦点

生活中人们往往认为患性病是件不光彩的事，因此，性病患者的求医行为具有很大的隐匿性，即使出现某些不正常的症状，甚至怀疑自己患了性病，也不敢去正规医院接受检查和治疗，反而会轻信广告找巫医或冒牌医生看病，结果这些私人诊所既骗了钱又治不好病，反而使病情延误，耽误治疗的时机，这样既害了自己，也会在一定时间内继续把性病传播给他人。因此这种做法是绝对不可取的。

一旦怀疑自己得了性病，正确的做法是：消除顾虑，不讳疾忌医，尽早去正规医院做详细检查，与此同时，一定要向医生如实反映病史，尤其是不洁性交史，以便弄清病性早日确诊。经检查确定为性病后，必须接受彻底的治疗。所谓彻底是指用药要有针对性，药物的剂量与疗程要足够，否则病情仍会继续发展，贻害无穷。

另一方面应动员性伴侣，也去医院检查，即使对方尚无明显症状，也应排除性病的可能，必要时也可接受预防性治疗。

成长故事

一名15岁农村男孩在某市打工时经不住诱惑，花10元钱与一名卖淫女发生性行为后染上性病，到医院看又无钱治疗。医院免去了部分费用，为其治好疾病。

这名打工少年在回住处的路上，路边一卖淫女勾引他，正处在发育中的这名少年一时冲动，以身上仅有的10元钱“成交”。没料到很快下身不适，尿道口流脓。

特别提示

◎什么是性病？

是指以性行为为主要传播途径的一组传染病。我国卫生部规定、报告和重点防治的性病共8种，分别是梅毒、艾滋病、淋病、软下疳、尖锐湿疣、非淋菌性尿道炎、生殖器疱疹、性病性淋巴肉芽肿。

◎如何预防性传播疾病？

尽管性病的传播可以通过性交传播、母婴传播和接触传播等多种途径，但其中绝大部分还是由性交途径蔓延的。因此，预防性传播病症首先应该切断不洁性接触这条主要的传播途径。

娼妓是性病传播中的罪魁祸首，因此，除了要洁身自好，遵纪守法外，全社会应坚决打击卖淫嫖娼活动，查禁黄色书刊和音像制品。有调查表明，近年来人们的性观念发生了很大的改变，婚前和婚外性行为以及多个性伴侣行为有所增加，尤其是年轻人对性活动的态度日益开放，性行为较为活跃，这就增加了性传播疾病感染的机会。因此必须加强理想道德教育，每个人应该自尊自爱，树立健康的性道德观念、避免婚前或婚外性行为，严守一夫一妻制。同时应正确使用避孕套，因为避孕套对预防传播疾病起到了十分重要的作用。

提倡安全性行为，减少危险的不安全的性活动，年轻人不要因好奇或受同伴的影响做出越轨的事情，要增加对某些社会陋习的抵抗力。在医疗卫生部门，医务人员应树立高尚的职业道德，严格遵守消毒消菌制度，以预防性病的医源性传播。

◎什么叫艾滋病？它是如何传播的？

艾滋病是一种机体感染了人类免疫缺陷病毒而发生的传染病，又称“获得性免疫缺陷综合征”（AIDS）。所谓“免疫缺陷”就是指患者体内抵抗疾病和感染的免疫功能有了缺陷，发生了故障，从而使机体缺乏足够的抵抗力来保护人体健康，抵御疾病；所谓“综合征”，这里指由于免疫缺陷而引起的一系列相应的症状和体征的总称。

艾滋病的主要传播途径有三种：

——性传播。性传播是一种主要方式，绝大部分人感染上人类免疫缺陷病毒是通过同性、异性或双性性行为传播的。据世界卫生组织提供的资料显示，通过性交感染艾滋病的占70%~80%。

——血液传播和静脉吸毒传播。通过输入被污染了的血液，注射被污染的血液制品，移植人类免疫缺陷病毒感染者或艾滋病人器官，与人类免疫缺陷病毒感染者或艾滋病病人共用针头吸毒，使用不洁医疗器械、理发和美容工具等，均可能引起艾滋病病毒感染。

——母婴传播。可经胎盘、生殖器和产后喂乳传给婴儿，使受感染的婴儿在婴幼儿期夭折。

附　录

提高你的免疫力

健康焦点

免疫功能正常的人就不易得病或少得病。那么，究竟什么是免疫呢？免疫就是抵抗外来的侵袭（如细菌、病毒等）和保持体内相对平衡的重要手段。

免疫有三大功能：

——防御微生物的侵袭，并将它们消灭或中和。假如这种功能异常，机体抗御病原微生物的能力薄弱，则易反复感染。

——这一功能可将已衰老或破坏的红细胞和白细胞清除。如果此功能失调，不但不能清除这些“垃圾”，还可将自己体内的某些正常成分当做“非己”的物质加以处理，打起“内仗”，而引起组织损伤，发生自身免疫性疾病（如类风湿、肾小球肾炎、重症肌无力、红斑狼疮等）。

——正常免疫功能具有识别和清除由于某种病毒或化学药品诱发产生的突变细胞，这被称为“免疫监视作用”。如果这一功能低下，就有发生肿瘤的危险。

特别提示

提高免疫力，首先要有一个健康的心理状态。科学家发现，一个心理状态不好、经常发怒的人体内会产生一些不良的生化反应，而且各项免疫指标也会出现不同程度的异常。

另外，我们体内有很多自然杀伤细胞（NK细胞）它能够协助杀伤体内潜存的癌细胞，尤其在人的背部这种细胞很多，但是，平时它处于静止状态，只有把它激活才能发挥作用。只要搓搓背就能激活它，因此家里人每天互相搓搓背或用“老头乐”挠挠是大有好处的。

还要在饮食上加以注意，要多吃蔬菜、水果、粗粮，尤其每天吃几片生姜是很有益的，不但能提高免疫力，而且还有美容作用，人们常说“冬吃萝卜夏吃姜，不用医生开处方”是很有道理的。

最重要的一条，就是加强体育锻炼。每周最少要进行三次适合自己的锻炼项目，每次不少于30分钟。这样才能全面提高身体素质，增强免疫力。

互动平台

在短时期内能够增强你的免疫功能的方法：

1. **抗氧化剂能及时清除机体内产生的自由基及毒素，起到对细胞膜和DNA的保护作用**。它被认为是一种存在于食品中的能够很好增强免疫力的物质，适当服用一些抗氧化剂可增强你的免疫功能。天然维生素E是一种极好的抗氧化剂，每天定期服用一定量的维生素E，可及时清除体内产生的自由基，提高机体免疫力。

2. **每天食用1000毫克维生素C（抗坏血酸维生素C）**。水果中含有丰富的维生素C，每天食用两个柑橘类水果（例如橘子）或西红柿、椰菜和其他红色和深色的水果来获取维生素C效果更好。注意蔬菜水果应是新鲜的。

3. **每天喝一杯绿茶，因为绿茶中含有大量抗氧化剂类黄酮和茶多酚**。

4. **每天食用500~1000毫克的ω-3不饱和脂肪酸**。它是世界公认的“血管清道夫”，它不仅可及时清除血液中的垃圾（包括毒素），使各种营养素可通过血液输送到机体各部分，使机体各器官能得到足够的营养，构筑起一道防病的坚固防线，还能防止肺部疾病的发生。

5. **适当增加优质蛋白质的食用量，如鱼、牛奶、鸡蛋、牛羊肉、豆制品等**。蛋白质是生命基础，也是强化体内各器官抗病能力最重要的营养素，在非常时期，适当增加优质蛋白质的食用量是十分必要的。

6. **食用足够的碳水化合物食物（例如大米及其他富含淀粉的食物），因为碳水化合物是免疫细胞很重要的食物**。

7. **适量食用可溶性膳食纤维素**。该种纤维素能全部溶于水，它可增加肠道内有益微生物——双歧杆菌的数量，及时排出淤积在肠道的毒素，增强人体免疫力。

8. **每天保证充足睡眠，不要使自己处于紧张和压力之下**。焦虑、紧张都会影响身体的“压力荷尔蒙”分泌，从而降低身体免疫功能。